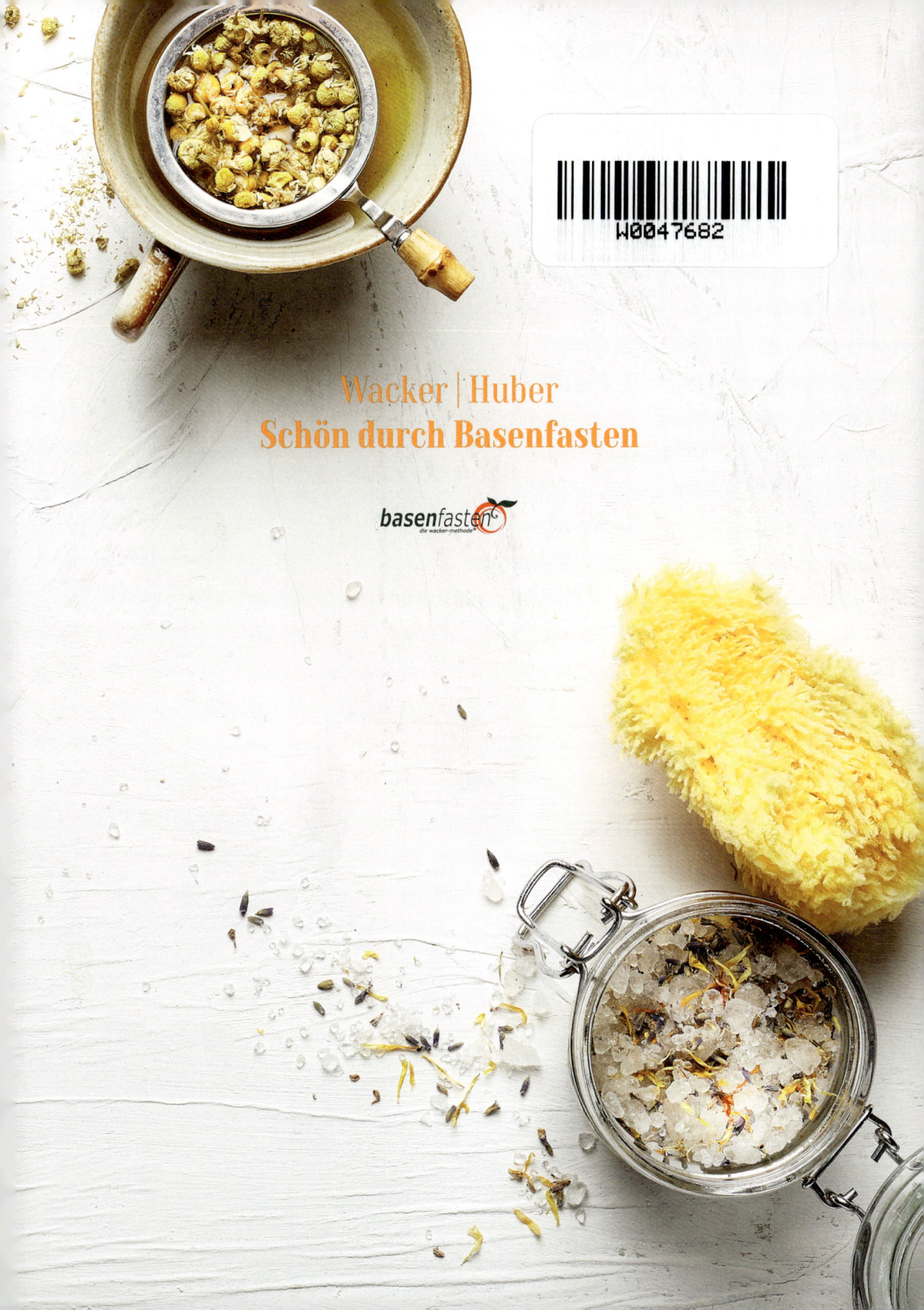

Wacker | Huber
Schön durch Basenfasten

basenfasten
die wacker-methode®

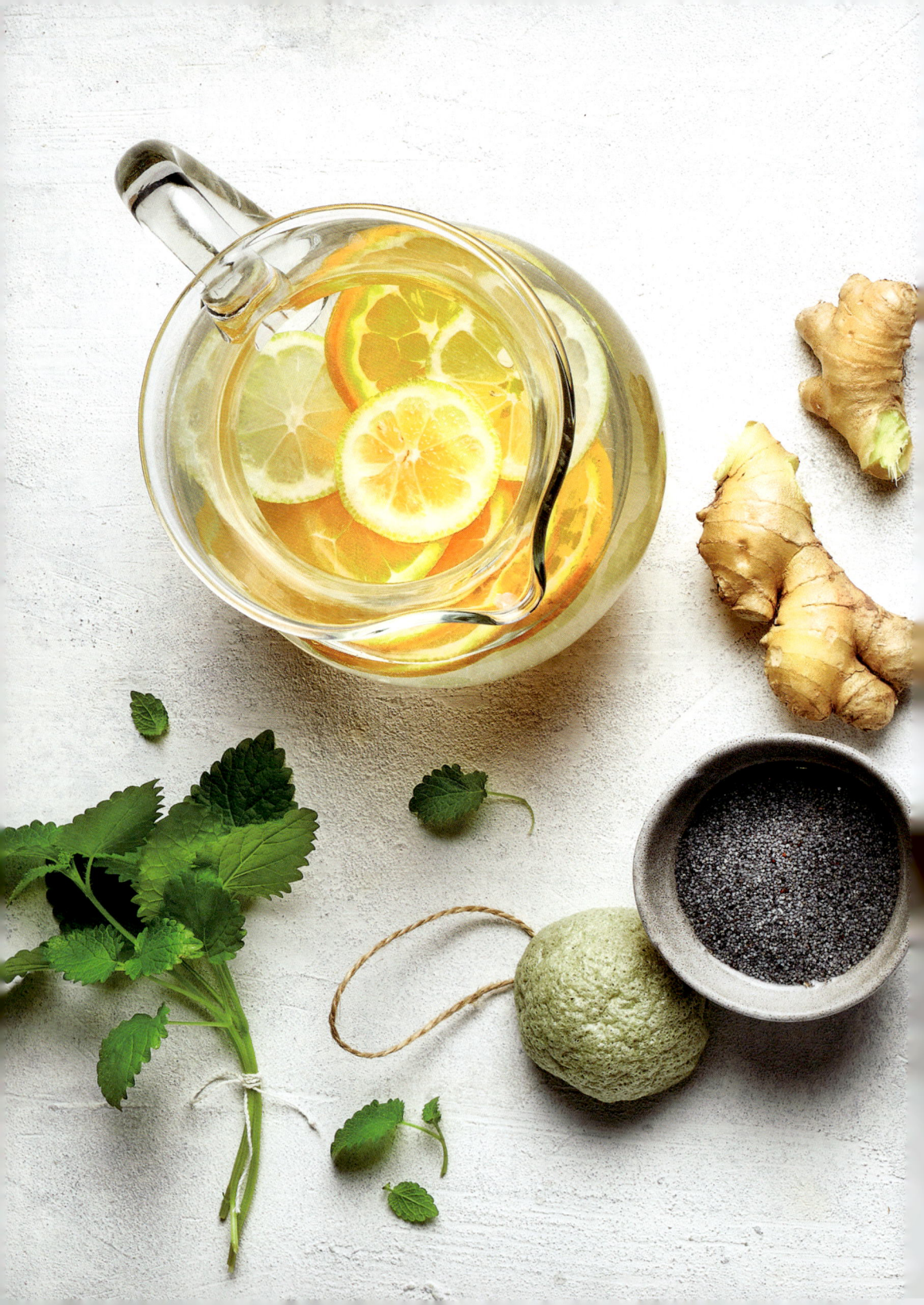

Sabine Wacker
Martina Huber

Schön durch Basenfasten

Entlasten, sanft pflegen und natürlich regenerieren

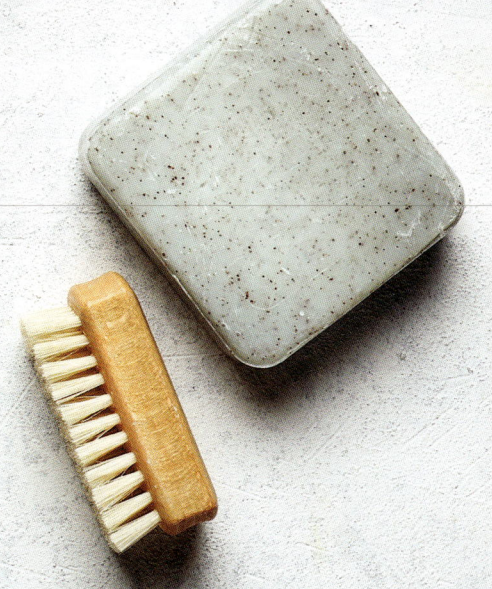

TRIAS

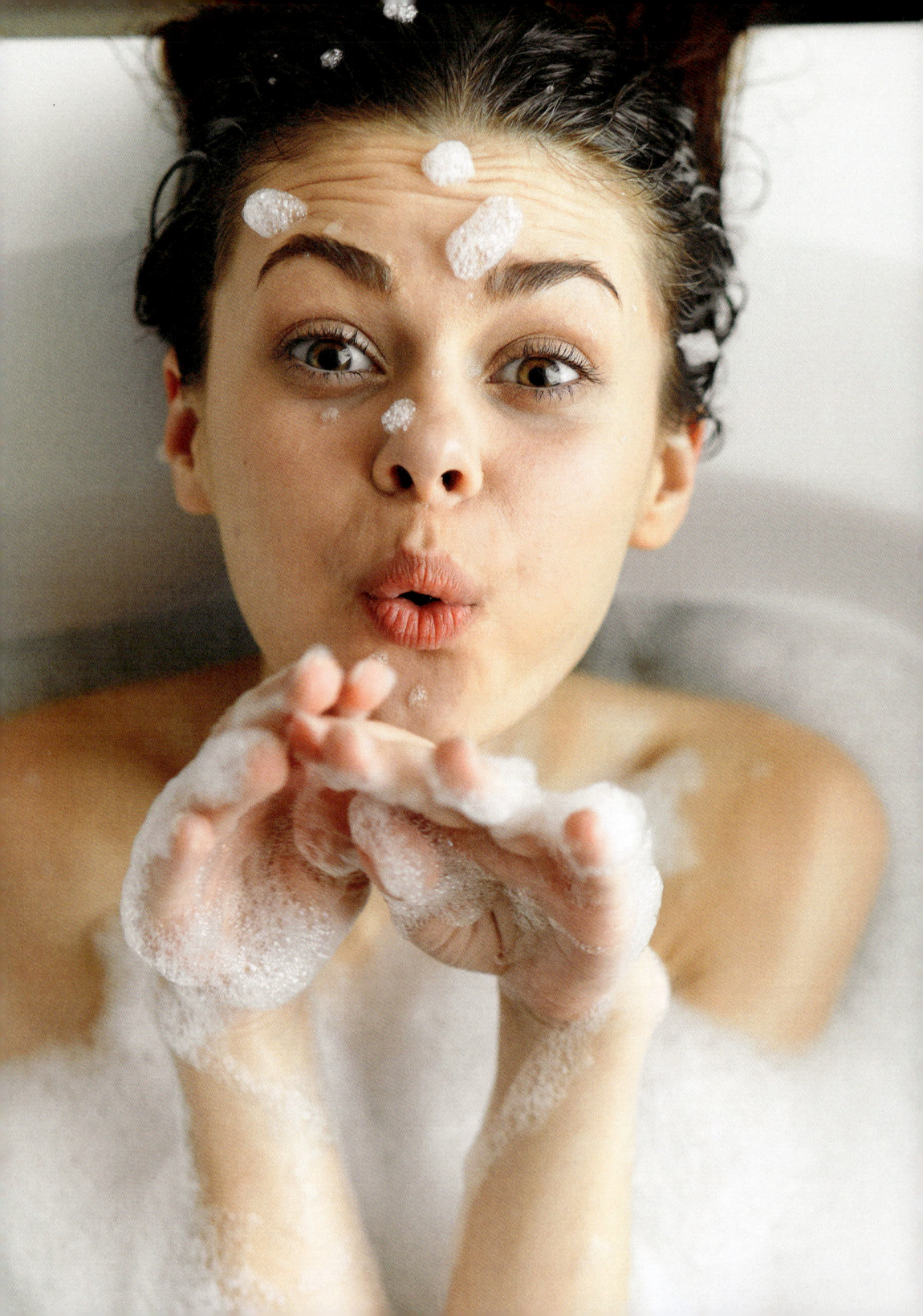

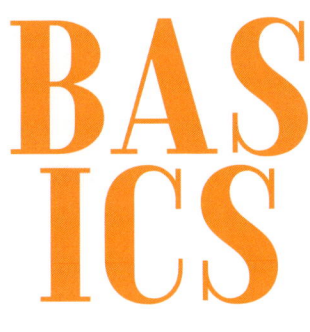

BAS ICS

Basisch schön!

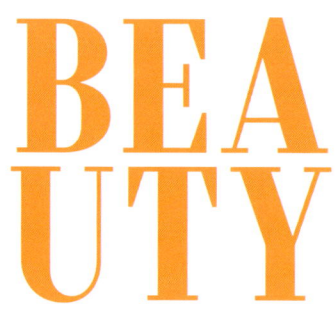

BEAUTY

**Ihr basisches
Beauty-Programm**

Liebe Leserin, lieber Leser,

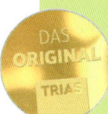

Sie halten ein Buch mit der Kennzeichnung »Das Original von TRIAS« in den Händen – und fragen sich vielleicht, was das bedeutet?

Der TRIAS Verlag legt großen Wert darauf, gemeinsam mit seinen Autorinnen und Autoren »Original-Methoden« zu entwickeln, die einzigartig sind und die von uns erstmals publiziert werden. Unsere Autorinnen und Autoren arbeiten kontinuierlich an diesen speziell für unseren Verlag entwickelten Inhalten und der Erweiterung dieser »Original-Methode«.

Mit unseren »Original-Methoden«-Büchern liegen Sie immer richtig – es sind allesamt Erfolgstitel im TRIAS Programm. Für das Vertrauen, das Sie uns schenken, bedanken wir uns bei dieser Gelegenheit sehr herzlich.

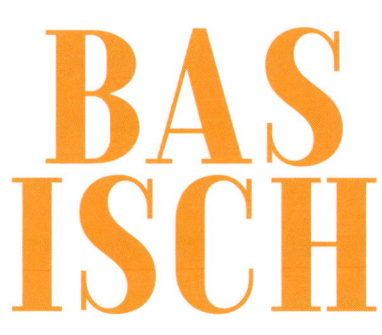

BASISCH

Rezepte für Ihre Basenfasten-
Beauty-Woche

Liebe **Leserin**, lieber **Leser**,

Basenfasten tut gut, darüber berichten uns unzählige Menschen. Sie freuen sich über eine Gewichtsabnahme, den Rückgang unterschiedlicher Schmerzen, eine bessere Verdauung, mehr Energie und Fitness und darüber, dass sie es mit dem Basenfasten geschafft haben, die ein oder andere ungesunde Essgewohnheit aus dem Alltag zu verbannen. Neben der Gewichtsreduktion und dem Nachlassen von Schmerzen ist die Verbesserung des Hautbildes eine der am meisten beobachteten Effekte: von rosigerem, glatterem, strafferem und reinerem Teint bis hin zu Rückgang von Rötungen, Rosacea, Herpeserkrankungen, Cellulite, Akne und Hauttrockenheit.

Da war es doch mal an der Zeit, ein Basenfasten-Buch der Haut zu widmen, also dem Organ, das unsere größte Aufmerksamkeit bekommt. Wenn die Haut trocken, fettig, unrein oder krankhaft ver-

ändert ist, leiden wir und unser Selbstbewusstsein wie bei kaum einem anderen Organ.

Aber warum zeigen sich bereits nach einer Woche Basenfasten so viele positive Effekte gerade an der Haut? »Schönheit kommt von innen« – dieser gern benutzte und vielfältig interpretierte Satz deutet sowohl auf die Haut als Spiegel der Seele als auch auf die Bedeutung der Ernährung und damit auch des Darmes für eine schöne Haut hin. Basenfasten, richtig gemacht, versorgt uns mit allen Nährstoffen, die zu einer gesunden und strahlenden Haut führen. Wir haben Ihnen in diesem Buch eine Basenfasten-Woche zusammengestellt, die Sie als echte Beauty-Kur zelebrieren können. Ihr Gaumen wird mit basischen Schönheits-Boostern wie fruchtigen Granatapfelkernen, feinen Mandeln und cremiger Avocado umschmeichelt und Ihre Haut verwöhnen Sie mit basischen Peelings, Masken, Bädern und Massagen. Wohlfühlen pur ist angesagt.

Einen Großteil der Rezept-Kreationen hat Nicole Hage-Baltrusch entwickelt und mit uns ausprobiert. Herzlichen Dank dafür!

Und nun wünschen wir Ihnen eine wundervolle, genussreiche Beauty-Woche

Sabine Wacker und Martina Huber

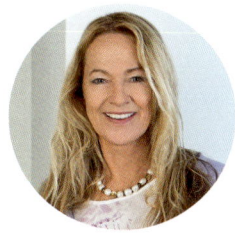

Sabine Wacker ist die Frau hinter der Erfolgsmethode Basenfasten – die wacker-methode®. Als Heilpraktikerin mit Medizinstudium und erstem Staatsexamen hat sie vor über 20 Jahren das Basenfasten entwickelt, mit dem Ziel, Menschen eine basische, pflanzliche Ernährung näherzubringen. Mittlerweile hat sie unzählige Basenfasten-Berater ausgebildet, 30 Bücher verfasst und eine eigene Praxis in Mannheim geführt. Seit 2014 hat sie zusammen mit ihrem Sohn Matteo das Basenfasten-Hotelkonzept entwickelt und so Basenfasten in zahlreichen zertifizierten Hotels etabliert. Die beiden betreiben auch einen 100 % basischen Onlineshop und entwickeln ständig neue Produkte für den basischen Alltag, natürlich in Bioqualität. Besonders freut sie sich, dass ihre Methode mittlerweile zum wissenschaftlichen Kreis der etablierten Fastenmethoden gehört.

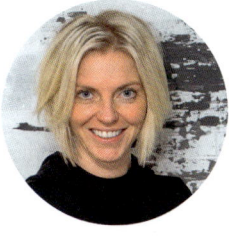

Martina Huber ist Basenfasten-Beraterin, Heilpraktikerin, ganzheitliche Ernährungsberaterin und klassische Homöopathin. Durch einige beeindruckende Heilerfahrungen in ihrer Kindheit war das Interesse an Naturheilverfahren und gesunder Ernährung sehr groß, sodass sie an ihre ersten Ausbildungen als Hotelfachfrau und Kosmetikerin das Erlernen der Homöopathie und therapeutischen Ernährungsberatung anschloss. Sabine Wacker und das Konzept des Basenfastens lernte sie 2009 kennen und war sofort von der Erfolgsmethode begeistert. Seit dieser Zeit leitet sie Basenfasten-Kurse und gibt Einzelberatungen sowie Vorträge zum Thema Basenfasten. Heute arbeitet Martina Huber als Basenfasten-Ausbilder für die Basenfasten-Hotels eng mit der Familie Wacker zusammen. Sie führt eine eigene Praxis für Ernährung und Homöopathie, »Agens vitalis«, in Mainburg in der Nähe von Regensburg.

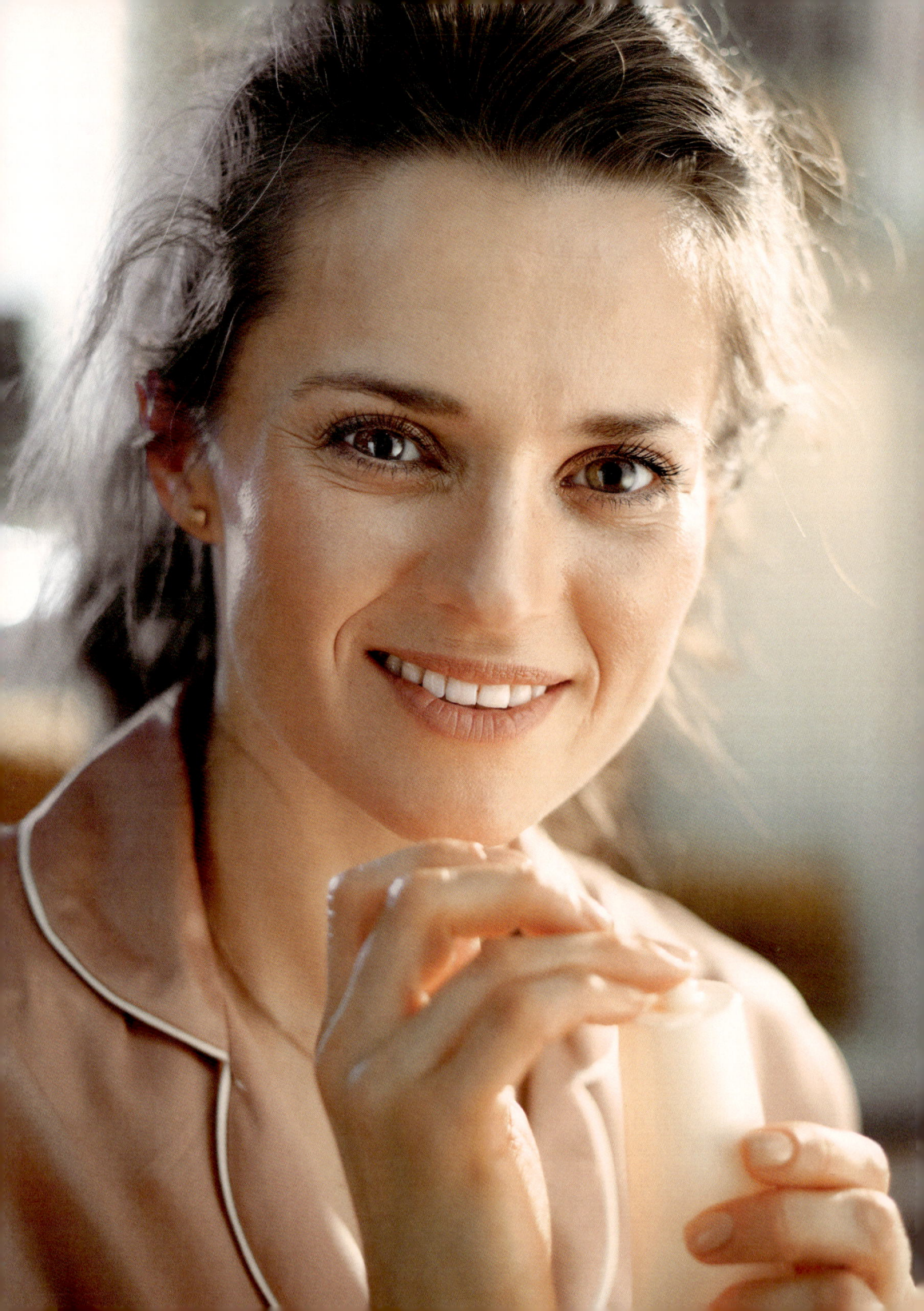

BAS ICS

Basisch schön!

Was macht uns attraktiv?

Das Fasten mit Obst und Gemüse ist weit mehr als nur eine Möglichkeit, den Körper für eine bestimmte Zeit von schädlichen Stoffen zu entlasten. Es ist vielmehr ein Einstieg in einen schönheitsfördernden Lebensstil. Eine Basenfasten-Woche allein kann zwar viel bewirken, doch um Ihr Äußeres dauerhaft in Schuss zu halten, bedarf es einer langfristigen Umstellung hin zu basenreichem Essen und einer gezielten Gesunderhaltung Ihrer Haut von außen. Alles, was Sie dafür wissen müssen, erfahren Sie in diesem Buch.

Aber wieso ist uns unser äußeres Erscheinungsbild eigentlich so wichtig? Die Schönheitsindustrie erlebt einen stetigen Umsatzzuwachs, tagtäglich kommen neue innovative Behandlungsmethoden auf den Markt, die uns nach der Anwendung ein besseres, erfolgreicheres und strahlenderes Leben versprechen. Cremes, chirurgische Eingriffe und teilweise abenteuerliche Kosmetikbehandlungen sind inzwischen ein Must-have, so denken wir, für all diejenigen, die nach einem streben: Attraktivität. Doch auch ohne schmerzhafte Eingriffe, teure Tiegel im Badezimmer und dem Nacheifern nach den neuesten Trends der Hautkosmetik ist das Ziel eines schönen Erscheinungsbildes erreichbar. Attraktivität besteht aus weit mehr als nur einem makellosen Gesicht oder einem straffen Körper.

Es gibt die unterschiedlichsten Aspekte, die Menschen an anderen als attraktiv empfinden. Neben der allgemeinen Vitalität nimmt das Aussehen beim Schönheitsempfinden einen hohen Stellenwert ein. Der äußere Eindruck von reiner und samtiger Haut, einem sportlichen Körperbau, gepflegten Haaren und starken Nägeln werden zumeist als anziehend und schön empfunden. All diese Äußerlichkeiten sind zudem stark von der inneren Gesundheit abhängig. Von einem aktiven Stoffwechsel, einer guten Durchblutung, einem gesunden Darm, einem ausgeglichenen Hormonhaushalt und und und.

Neben all den körperlichen Aspekten kommt noch ein weiterer Faktor in den Attraktivitäts-Topf: unser seelisch-geistiger Zustand. Eine äußere Hülle kann noch so straff, gepflegt und sportlich daherkommen; wenn wir uns innerlich schlecht, depressiv und schwach fühlen, dann wird dies unweigerlich unsere Attraktivität und Anziehungskraft schmälern. Wenn wir allerdings die eine oder andere Falte mit Humor und Selbstbewusstsein nehmen, so werden wir bemerken, dass genau solche positiven Einstellungen uns von innen heraus strahlen lassen und damit unsere Schönheit unterstreichen.

Sich wohlfühlen mit der eigenen Figur

Auch wenn sich aktuell allmählich das Schönheitsideal eines schlanken und durchtrainierten Körpers, vor allem bei Frauen, etwas lockert, so suggeriert der normalgewichtige und sportliche Körperbau immer noch Vitalität und Fitness und wirkt damit anziehend auf andere. Dennoch sind nicht die perfekten Körpermaße kriegsentscheidend, was die Attraktivität angeht, sondern wie sich der Einzelne mit dem eigenen Körperbau fühlt. Viele sind mit ihren Kurven grundsätzlich zufrieden und es geht meist nur um ein paar Kilos auf den Hüften, die weg sollen, damit es rundum perfekt erscheint. Da kann Basenfasten gut helfen. Bei einer Fastenkur von einer Woche purzeln erfahrungsgemäß 1–3 Kilos; wer danach basenreich weiter macht, kann noch mehr abspecken. Diejenigen, die sich als zu dünn empfinden, können beim Basenfasten der Gewichtsabnahme entgegenwirken, indem sie mehr kalorische Schwergewichte auf den Teller packen wie z. B. Avocados, Nüsse, Bananen und Maroni. Bei dem Faktor Körpergewicht gibt es kein Richtig oder Falsch, das Wohlbefinden im eigenen Körper ist entscheidend, ob wir attraktiv wirken oder nicht.

Anziehende Haut

Unsere Haut und ihre Beschaffenheit ist häufig das Zentrum unserer Aufmerksamkeit, wenn es um die eigene Schönheit geht. Eine straffe, reine, rosige und gesunde Haut erscheint dem menschlichen Auge als anziehend. Nicht umsonst wird gecremt, gereinigt, gepeelt, geneedelt und gespritzt. Doch alle Anwendungen können nur ein Tropfen auf dem »ledrigen, rauen, pickeligen oder fahl wirkenden Stein« sein, wenn nicht von innen heraus die Haut unterstützt wird. Wenn wir unser sichtbarstes Organ nicht ausreichend von innen mit Nährstoffen, Antioxidanzien und Feuchtigkeit versorgen, dann können wir noch so viel von außen draufpacken, sie wird nie das Ergebnis zeigen, das wir uns wünschen.

Die Attraktivität unserer Haut ist nicht zwangsläufig gekennzeichnet durch z. B. Faltenfreiheit. Unzählige Bilder von vor allem Hollywood-Sternchen, die sich das Gesicht auf falten- und mimikfrei boosten, zeigen uns genau das Gegenteil. So etwas kann eher abschreckend als anziehend wirken. Eine gut ernährte, gepflegte und von sich aus strahlende Gesichtshaut, egal mit wie vielen Falten, ist schön. Falten sind unserer Meinung nach Sonnenstrahlen im Gesicht, die Zeugen unserer erlebten Freude und unserer durchlebten Gefühle darstellen. Natürlich ist es schön zu sehen, wenn Falten und erweiterte Poren kleiner, milder und gepufferter aussehen nach dem Basenfasten; dennoch dürfen sie gerne mit Würde und Anmut weiter existieren. Denn ein herzliches Lachen im Gesicht wird erst durch die Untermalung unserer Mimik zu einem richtigen Hingucker.

Gepflegtes Erscheinungsbild

Von der Haut allein abgesehen ist das allgemeine, äußere Erscheinungsbild in Sachen Gepflegtheit ein wichtiger Attraktivitäts-Faktor. Eine saubere Kleidung, gewaschene Haare und gepflegte Nägel sind unabdingbar für ein schönes Äußeres. Das Basenfasten reinigt und bügelt zwar leider nicht unsere Wäsche, aber es kann den Haaren Glanz und den Nägeln Festigkeit verleihen.

Und was das Thema Kleidung betrifft, so kann die richtige Farbauswahl, bezogen auf den jeweiligen Typ, ein hilfreicher Schönheitsunterstützer sein. Die Farb- und Stilberatung ist ein komplexes Thema, doch ein paar Tipps können nicht schaden.

Auch der Körpergeruch spielt eine Rolle

Der Geruch eines Menschen ist augenscheinlich nicht sofort der erste Aspekt, der einem in den Sinn kommt, wenn von Schönheit und Attraktivität die Rede ist. Aber das, was wir riechen, beeinträchtigt unsere Wahrnehmung des Gegenübers deutlich mehr, als wir glauben. Der Körpergeruch gehört eigentlich sowohl zu den äußeren als auch zu den inneren Faktoren. Zum einen können wir unseren Geruch durch Parfums und Cremes aufpeppen. Doch kein eigener Körpergeruch lässt sich in Gänze durch Duftwässerchen und Co. komplett verändern. Zudem spielt eine Vielzahl von Botenstoffen wie Hormone, die wir nicht direkt am anderen riechen können, eine große Rolle, ob wir jemanden anziehend finden oder nicht. Diese können wir an uns selbst schlecht beeinflussen.

Allerdings kann das Basenfasten unseren Körpergeruch insofern verbessern, als ein Organismus, der eine gute Säure-Basen-Balance aufweist, angenehmer riecht. Da die Haut nach dem Basenfasten nicht mehr so stark als Entsäuerungsventil dienen muss, kommt es zu einem milderen Körpergeruch. Eine Unterstützung des natürlichen pH-Wert-Zyklus der Haut während und nach dem Basenfasten verbessert zudem die Hautflora und es entstehen weniger intensive Schweißgerüche, die von Bakterien verursacht werden.

Die Ausstrahlung

Körperhaltung, Gestik, Mimik und die Sprache der Augen verraten uns sehr viel über den anderen. All diese Aspekte können eine anziehende als auch abstoßende Wirkung haben. Es ist etwas, was wir im Außen wahrnehmen, aber was eigentlich von innen heraus kommt – deswegen auch das Wort »Ausstrahlung« – es strahlt nach außen. Die Ausstrahlung kann sowohl äußerlich als auch innerlich beeinflusst werden. Jeder von uns kennt Menschen, die für das Auge eigentlich nicht wirklich attraktiv erscheinen, aber dennoch sehr anziehend wirken. Sie vermitteln ein Gefühl

Die vier Jahreszeiten-Farbtypen

Farbtyp	Augenfarbe	Haarfarbe	Hautfarbe	passende Kleidungsfarben
Frühlingstyp	hell, bernsteinfarben, goldgrün, blau mit warmen Nuancen	gold- oder rotblond, mittel- bis dunkelbraun mit goldenen Nuancen	milchig-weiß, pfirsichfarben, goldfarben, mit Neigung zu Sommersprossen	warme und helle Farben, frische Farben mit gelbem Unterton, Veilchenblau, helles Grün oder Rot, Türkis, Gelb, Gold
Sommertyp	kühl, blau, blaugrau, blaugrün, selten braun mit kühlen Nuancen	hell- oder aschblond, platinfarben, braun mit aschigen Nuancen	bläulicher Hautunterton, rosig-bläulich, manchmal Sommersprossen	kühle und helle Farben, pastellige Farben mit blauem Unterton, perlmuttfarben, fast jedes Blau, Kirsch- oder Himbeerrot, Rosa mit blauem Unterton
Herbsttyp	Brauntöne in allen Schattierungen mit teilweise orangefarbenen Strahlen durchzogen, olivgrün, grüntürkis	alle Brauntöne, mit goldenem Schimmer, Rottöne, mahagoni- farben	helle Elfenbeinfarbe mit Neigung zu Sommersprossen, goldbraun	warme, dunkle und satte Farben, Gold, rostfarben, ockerfarben, Moosgrün, Tomatenrot, kürbisfarben
Wintertyp	hell- bis schwarzbraun, grauer Rand um die Iris, mit kühlem Unterton	dunkelbraun, schwarz, Neigung zum schnellen Ergrauen	kühler Unterton, porzellanfarben, dunkel mit olivfarbenem Unterton	kräftige, klare und kühle Farben, kontrastreich, mit blauem Unterton, Pink, Königsblau, Flaschengrün, Weiß, Schwarz

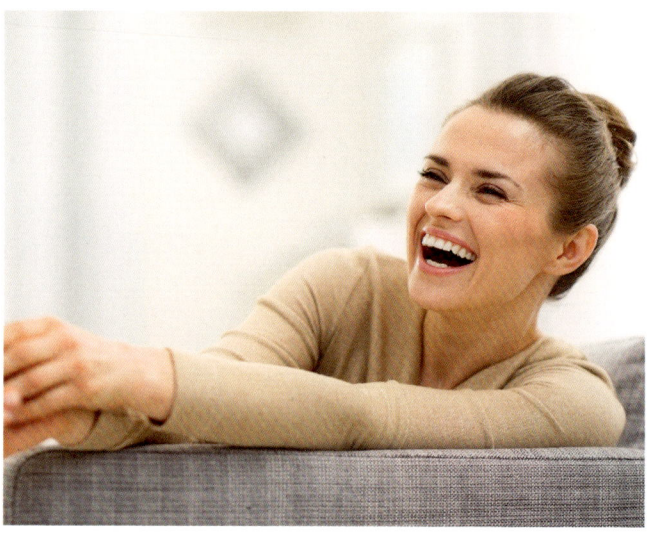

von Freude oder kindlicher Leichtigkeit, oder sie sind besonders charmant und aufmerksam. Die innere Haltung, das Erleben und nach außen transportieren unserer positiven Gefühle sind ein Hauptfaktor in Sachen Schönheit. Wer sich freut und innerlich gut fühlt, sieht auch gut aus. Das Lachen im Gesicht, das Strahlen der Augen und eine offene Körperhaltung machen uns schön. Das liegt nicht nur daran, dass wir damit Freude und Wohlbefinden vermitteln, sondern dass sich der Mensch gegenüber von uns plötzlich auch freudiger und wohler fühlt.

Diese »Gefühlsübertragung« wird durch unsere Spiegelneurone vermittelt. Sie sind ein Resonanzsystem in unserem Gehirn, das durch die Gegenwart eines anderen Menschen aktiviert wird. Es ruft spiegelbildlich die Gefühle oder Körperzustände des anderen in uns wach. Wir imitieren dann z. B. ein wahrgenommenes Lächeln und fühlen mit dem anderen mit. Und was uns ein Lächeln ins Gesicht zaubert, wirkt sympathisch und anziehend. Das ist auch einer der Gründe, weswegen von Botox im Gesicht abzuraten ist. Durch das Lahmlegen der Gesichtsmuskulatur können wir weniger nachahmen, ein Lächeln weniger im Gesicht abbilden, was uns vermutlich auch weniger empfänglich für die Gefühle des Gegenübers macht.

Außerdem können wir unsere Ausstrahlung ganz gezielt von außen beeinflussen. Fühlen wir uns z. B. schlecht und niedergeschlagen, so wird unsere Körperhaltung dies auch zeigen. Der Körper wirkt eingeknickt und ohne Spannkraft, der Kopf ist leicht gesenkt und die Mundwinkel zeigen eher nach unten. Nicht attraktiv nach außen und nicht angenehm für uns. Doch wir können unsere innere Haltung zumindest ein Stück weit durch die Änderung unserer äußeren Haltung, unserer Mimik und Gestik beeinflussen.

Probieren Sie einmal aus, wenn Sie z. B. genervt oder gereizt sind, sich vor einen Spiegel zu stellen und sich mindestens 1 Minute am Stück anzulächeln. Dabei passiert zweierlei: Sie sehen ein freundliches Gesicht und Ihre Spiegelneurone funken gute Laune und auch Ihre Mimik gibt die Rückmeldung an Ihr Gehirn: »Ich lächle, also ist alles in Ordnung.« Vermutlich ist die Gereiztheit verflogen. Mit diesem kleinen Trick fühlen Sie sich dann tatsächlich wohler. Es gibt ein stetes Wechselspiel unserer Gefühle mit unserer Körperhaltung und Mimik.

Ein gesunder Körper, ein gesunder Geist, Zufriedenheit und Balance im seelischen Bereich sind zusammengenommen der größte Garant für Schönheit. Wenn die Organe ihre Aufgaben ungehindert und unbelastet verrichten können, der Geist sich mit positiven Gedanken und Potenzialentfaltung beschäftigen und die Seele sich ausgeglichen und entspannt anfühlen kann, dann wirkt sich dies unweigerlich auf unsere eigene als auch auf die von außen kommende Wahrnehmung unserer Attraktivität aus.

Der Darm: das verborgene »Schönheits-Organ«

Dieses faszinierende Organ hat vermutlich deutlich mehr Verbindungen zu unserer Haut, unserem Gehirn und unserer allgemeinen Gesundheit, als bis heute wissenschaftlich schon bekannt ist. Die Erforschung der Bakteriengemeinschaft unseres Darms (das Darmmikrobiom) steckt aktuell noch in den Kinderschuhen, aber es lässt sich jetzt schon erahnen, wie wichtig ein gesunder Darm für uns und somit auch für unsere Schönheit ist. Ist der Darm mit seinen unzähligen Bewohnern gut in Schuss, so wird das sichtbar durch eine mit Nährstoffen gut versorgte Haut.

Je besser dieses riesige Verdauungsorgan arbeiten kann, desto mehr Vitamine, Mineralstoffe, Spurenelemente, Antioxidanzien und entzündungshemmende Stoffe gelangen in unseren Körper und damit auch zu unserer Haut, unseren Haaren und zu den Nägeln. Vorausgesetzt, das, was verdaut wird, bringt auch dementsprechend alles mit. Wir können von unserem Darm nicht erwarten, dass er uns z. B. viel Vitamin C liefert, wenn wir nur Weißmehlbrötchen und Gummibären verzehren. Vitalstoffreiche Nahrung wie Gemüse, Obst, Nüsse, Sprossen und Keimlinge bringt alles Notwendige mit, um den Darm, die Haut und alles andere gut zu versorgen – und zu unserem Glück wirken diese Lebensmittel auch noch basisch!

Nährstoffarme und vor allem zuckerreiche Nahrungsmittel hingegen schädigen unsere Darmschleimhaut und das Mikrobiom des Darms. Genau wie viele Antibiotika verändert ein erhöhter Zuckerkonsum die Darmbesiedelung und auch das Darmepithel. Die Darmaufgaben werden somit beeinträchtigt und die Versorgung des Körpers und der Haut mit Nährstoffen wird dadurch verschlechtert. Zusätzlich führt eine Ernährung mit viel Zucker, gesättigten Fettsäuren und Zusatzstoffen zu einer Vermehrung von Giftstoffen und Pilzen im Darm. Dies kann dann in Form von Akne, trockener oder fettiger Haut bis hin zu Hauterkrankungen nach außen in Erscheinung treten.

Der Darm hat sehr viel Einfluss auf unsere Schönheit, auf die Hautgesundheit und auf unser allgemeines Wohlbefinden, weswegen er im weiteren Verlauf des

Buches noch häufig »zu Wort« kommt. Doch eins sei schon vorweg erwähnt: Mit Basenfasten und basenreicher Ernährung wird der Darm optimal entlastet und vitalstoffreich versorgt, was sich äußerlich durch strahlende Haut zeigt.

Reibungslose Entgiftung durch die Leber

Das Entgiftungsorgan schlechthin erledigt tagtäglich unzählige Aufgaben und gibt selten einen Mucks von sich. Über die Pfortader bekommt die Leber vom Darm aufgenommene Stoffe. Neben Nährstoffen wie Kohlenhydraten, Fetten und Proteinen, Vitaminen etc. kommen bei ihr auch Giftstoffe und schädliche Produkte an. Die Leber baut ab, baut um, baut auf, schickt weiter, entgiftet und, und, und. Ohne sie würden wir ganz schön alt aussehen, im wahrsten Sinne des Wortes.

Wenn die Leber mit ihrer Stoffwechseltätigkeit nicht hinterherkommt, dann lagern sich zunehmend mehr unbearbeitete Giftstoffe und Stoffwechselprodukte in ihr, im Körper und damit auch in der Haut ab. Eine chronisch überlastete Leber kann z.B. durch Pigmentveränderungen und vermehrten Altersflecken auf der Haut sichtbar werden. Ist die Leber stark geschädigt, kann es zu weiteren Hautzeichen wie Gelbsucht oder sogenannten »Lebersternchen« kommen, sternförmige Erweiterungen von Blutgefäßen an der Haut.

Das Basenfasten ist für unsere Leber wie eine Erholungskur. Nahrungsgifte sind in dieser Zeit drastisch reduziert und Leberunterstützer wie Bitterstoffe, Antioxidanzien und ungesättigte Fettsäuren helfen ihr dabei zu regenerieren und die eigene Entgiftung wieder anzukurbeln. Beim

Der Leberwickel – der Leber Gutes tun und die Entgiftung anregen

Ein Leberwickel entspannt, kurbelt die Fettverbrennung und die Entgiftung an und ist leicht durchzuführen. Der beste Zeitpunkt beim Basenfasten für einen Leberwickel ist abends vor dem Schlafengehen. Feuchten Sie ein Handtuch mit warmem Wasser an, platzieren Sie es unterhalb des rechten Rippenbogens und legen Sie ein trockenes Handtuch darüber. Darauf kommt nun eine Wärmflasche oder ein warmes Körnerkissen. Decken Sie sich mit einer Decke zu und ruhen Sie ca. 30 Minuten in dieser Position. Ein Leberwickel kann täglich angewendet werden, wir empfehlen mindestens drei Wickel pro Kur.

Während der Menstruation sollte er allerdings nicht durchgeführt werden, da er die Blutung verstärken kann. Auch bei entzündlichen Darmerkrankungen sollte vorab der Arzt befragt werden, ob ein Leberwickel gemacht werden darf.

Basenfasten stehen auch Leberwickel auf dem Programm, die bei der Entgiftung und Regeneration unterstützen.

Die Leber mag es warm und feucht. Die einfache Anwendung eines Leberwickels ist eine angenehme Art und Weise, diesem großartigen Organ Zuwendung zu schenken.

Ein guter Blutfluss und geschmeidige Gefäße

Eine gute Durchblutung und ein freies, elastisches Gefäßsystem verleihen unserer Haut einen strahlend rosigen Teint. Neben der frischen Hautfarbe sorgt eine gute Blutversorgung dafür, dass Sauerstoff, Vitalstoffe und Antioxidanzien zu den Hautzellen gelangen und Stoffwechselprodukte wieder abtransportiert werden. Für einen reibungslosen Ablauf ist ein freies und gut funktionierendes »Rohrsystem« zusammen mit gut fließfähigem Blut unabdingbar. Die Viskosität unseres Blutes hängt von dem Verhältnis zwischen festen Bestandteilen wie z. B. roten Blutkörperchen und dem Blutplasma ab.

Versorgen wir unseren Körper mit zu wenig Wasser, durch z. B. unzureichendes Trinken, erhöht sich die Zähigkeit des Blutes, was zu einer Verlangsamung der Fließgeschwindigkeit führt. Zudem können Gefäßwandveränderungen und Verengungen die gesamte Blutversorgung im Körper verschlechtern. Bewegungsmangel, kurzkettige Kohlenhydrate, wie sie z. B. in Weißmehlprodukten zu finden sind, wie auch tierische Fette und Giftstoffe wie Alkohol und Rauchen belasten unsere Gefäße, führen an den Wandschichten zu Entzündungen und schlussendlich zu Rissen und Verkalkungen. Stauungen und Durchblutungsstörungen können dann auch auf der Haut sichtbar werden.

Der basenreiche Lebensstil kann einer schlechten Blutversorgung vorbeugen und sogar schon vorhandene Schäden wieder regulieren. Denn neben »Klempnern« für die Rohre in Form von Omega-3-Fettsäuren (in z. B. kalt gepressten Pflanzenölen, Nüssen, Avocados), Antioxidanzien (Granatäpfel, Äpfel, Brokkoli, Mangold, Kohlsorten u. v. m.) und Entzündungshemmern (Kurkuma, Zimt, Cayennepfeffer) auf dem Teller kommt beim Basenfasten auch die natürliche Blutverdünnung nicht zu kurz. Ausreichend Flüssigkeit sowie Lebensmittel wie Ananas, Kiwi, Zwiebeln und Leinöl helfen während und nach der Fastenzeit, das Blut wieder in Wallung und die Haut somit wieder zum Strahlen zu bringen.

Wohlgeformte Muskulatur

Ein sportlicher und muskulöser Körper wirkt ja meist attraktiv und anziehend für uns. Doch wenden wir uns von der reinen Statur weg, hin zum Inneren, wird erkennbar, dass die Muskulatur weit mehr für unsere Attraktivität macht als nur eine definierte Figur. Unsere Skelettmuskulatur dient bei regelmäßiger Bewegung als natürlicher Fettverbrenner. Das entlastet die Leber und wirkt sich positiv auf die Blutfettwerte aus.

Neben diesen bekannten Aspekten ist die Muskulatur noch aus einem zusätzlichen Blickwinkel zu betrachten: Wie steht es um den Säure-Basen-Haushalt?

Eine chronische Übersäuerung führt dazu, dass der Muskulatur Glutamin zur Neutralisation von Säuren entzogen wird. Sinkt der Gehalt dieser Aminosäure zu sehr ab, kommt es zu einem Muskelabbau. Auch die quergestreiften Hautmuskeln, die sich im Kopf- und Halsbereich befinden und vor allem für unsere aktive Mimik verantwortlich sind, sind davon betroffen. Diese Muskeln sind nicht mit dem Skelett verbunden, sondern zwischen Haut und Faszie eingelagert. Wird diese Muskulatur geschwächt, führt dies zum Beispiel schneller zu hängender Haut im Halsbereich. Ein kanadisches Forscherteam konnte belegen, dass altersbedingter Muskelverlust durch eine basische Ernährung aufgehalten werden kann. Ein echter Glutamin-Booster ist z. B. der Brokkoli-Walnuss-Salat (Seite 113).

Gut gespülte Nieren

Unsere Nieren sind zuständig für den Wasserhaushalt in unserem Organismus. Sie filtern und scheiden Urin mit harnpflichtigen Substanzen aus. Sie sind eine Schaltzentrale bezüglich des Säure-Basen-Haushalts. Die Nieren regulieren die Ausscheidung von Säuren über den Urin und sorgen dafür, dass der Körper nicht in einen akuten Übersäuerungszustand kommt, der einen medizinischen Notfall darstellt. Weitaus weniger dramatisch, aber nicht unerheblich, kann sich eine

eingeschränkte Funktionstüchtigkeit der Nieren über trockene und juckende Haut zeigen. Diese Erscheinungen treten vor allem dann auf, wenn die Nieren es nicht mehr schaffen, alle harnpflichtigen Stoffe ausreichend auszuscheiden. Gut funktionierende Nieren, die nur mit wenigen Säuren und Speisesalz über die Ernährung belastet werden und ausreichend Flüssigkeit erhalten – was die Grundvoraussetzung ihres Funktionierens ist –, belohnen uns mit weniger Hautunreinheiten und einem schwellungsfreiem Gesicht morgens im Spiegel.

Optimale Sauerstoffversorgung durch die Lunge

Dieses paarige Organ versorgt den Körper mit lebenswichtigem Sauerstoff und transportiert das saure Kohlendioxid nach draußen. Für eine strahlende und gut versorgte Haut ist ausreichend Sauerstoff unerlässlich. So wichtig, dass die Haut sogar selbst atmet, um an Sauerstoff zu kommen. Die Hautatmung übernimmt zwar nur die Sauerstoffversorgung der obersten 0,4 Millimeter der Haut, aber immerhin. Ohne Sauerstoff könnte keine Körperzelle arbeiten. Aus diesem Grund agiert unsere Lunge auch im Grunde selbstständig, also ohne dass wir ständig ans Einatmen und Ausatmen denken müssen. So werden wir automatisch – auch im Schlaf – beständig versorgt.

Eine dauerhaft flache Atmung kann aber dazu führen, dass der Körper immer ein kleines bisschen zu wenig Sauerstoff erwischt und dass das Kohlendioxid nicht vollständig abgeatmet werden kann. Unsere Zellen haben dann keine optimalen Bedingungen für ihr reibungsloses Funktionieren. Das kann sich z. B. in einer fahlen, grauen Gesichtsfarbe widerspiegeln. Eine ruhige und tiefe Atmung dagegen bewirkt, dass die Haut eine Art Sauerstoff-Boost von innen bekommt und dadurch jünger und frischer aussieht.

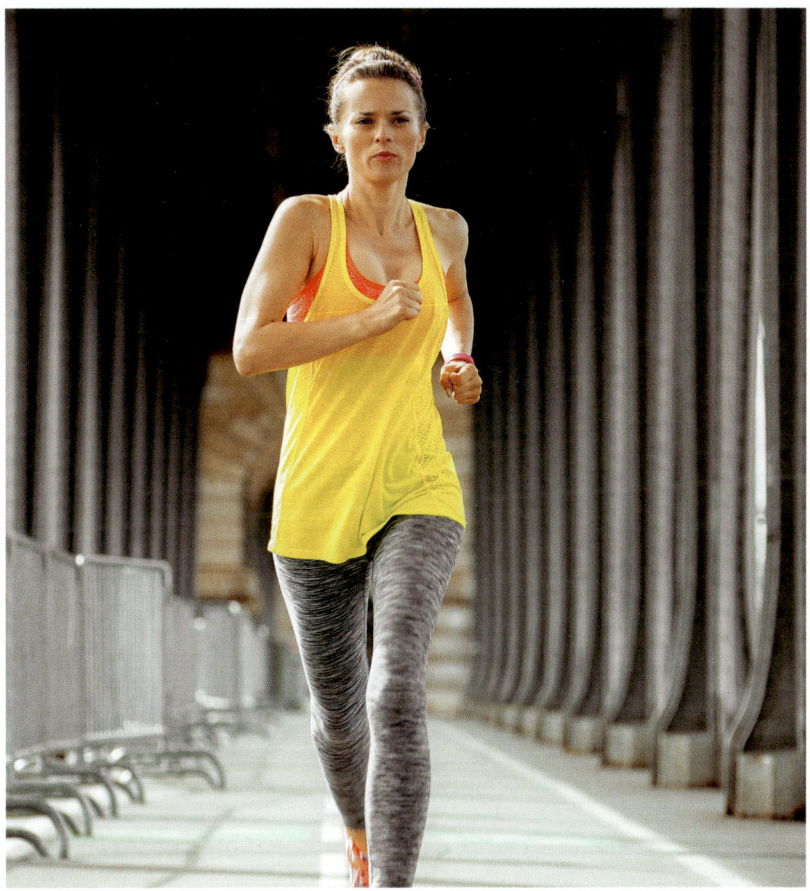

Starke Knochen

Ein starker Knochenbau trägt viel zu unserer Attraktivität bei. Baut nämlich z.B. die Knochenstruktur ab und kommt es im schlimmsten Falle zu Osteoporose, so verringert sich auch unsere Körpergröße, was zur Folge hat, dass die Haut dann »eine Nummer zu groß« wirkt und schlaffer am Körper hängt. Amerikanische Forscher fanden zudem heraus, dass je mehr Falten eine Frau im Gesicht hat und je tiefer diese sind, desto höher die Wahrscheinlichkeit ist, an Osteoporose zu erkranken. Darum ist es sinnvoll, in Sachen Er-nährung gleichzeitig etwas für Haut und Knochen zu tun. Fallen zu viele Säuren in unserem Körper an, wird den Knochen Kalzium zur Abpufferung entzogen, was sie langfristig porös macht. Das beim Basenfasten aufgenommene Kalzium aus Lebensmitteln wie Mandeln, Grünkohl, Feigen oder auch Getreidesprossen kann der Darm leicht aufnehmen (resorbieren) und somit die Knochen stärken.

Der Verstand und seine Glaubenssätze

Was wir denken, wie wir über uns selbst denken und welche Glaubenssätze wir uns ständig unterbewusst oder bewusst vorsagen, wirkt sich unmittelbar auf unsere Schönheit und Attraktivität aus. Es wirkt sich auf die persönliche Ausstrahlung aus, was uns schön oder auch weniger attraktiv aussehen lassen kann. Unsere Gedanken wirken auf unsere Mimik, wir zeigen damit Freude, Wut, Ängstlichkeit usw. Doch nicht nur die Mimik wird beeinflusst, sondern auch unser Verhalten und selbst die Reaktion unseres Immunsystems. Wenn wir uns von sorgenvollen Gedanken überfluten lassen, schwächt das unsere Immunabwehr und erhöht die Entzündungsneigung, im Körper und auf der Haut. Das ist inzwischen wissenschaftlich bewiesen.

Ein herzliches Lachen oder Dankbarkeit für die vielen kleinen und großen Geschenke und Freuden unseres Lebens steigert dagegen nachweislich die Abwehrkraft und zaubert zudem einen entspannten und schönen Ausdruck in unser Gesicht.

Negative Glaubenssätze wie »Ich bin nicht schön, weil meine Nase und mein Po zu groß sind!« oder »Mich mag keiner, weil ich hässlich bin!« können uns unglücklich machen und dazu führen, dass wir recht »unattraktiven« Handlungen nachgehen. So kann ein solcher Glaubenssatz z. B. dazu führen, dass wir in eine regelrechte Abwehrhaltung gehen gegenüber jeder Person, die uns näher kennenlernen möchte. Natürlich gibt es immer das ein oder andere Fältchen, ein Fettpölsterchen hier und da oder das etwas zu dünne Haar, was uns nicht ganz zufrieden stimmt. Aber gibt dies unserem Verstand wirklich das Recht, uns auf allen Ebenen herunterzuputzen?!

An vielen Dingen können wir arbeiten, was die Schönheit betrifft, wie z. B. einer besser durchbluteten und reineren Haut oder der Reduktion von überschüssigem Gewicht. Dabei hilft uns das Basenfasten. Doch manches ist so, wie es ist. Wir können unsere Nase nicht kleiner fasten oder aus feinem Haar dicke Haare machen, und das ist auch ganz und gar nicht nötig.

Jeder, wirklich jeder, hat etwas Einzigartiges, etwas Strahlendes, etwas Schönes an sich. Und genau das sollten wir täglich für uns innerlich feiern. Das Verbannen von negativen Glaubenssätzen, die uns klein halten, ist ein großer Schritt in Richtung Schönheit, dem Strahlen von innen und im Außen.

Ideale von Schönheit und Attraktivität

So unzählig wie die äußeren und inneren Faktoren für wirkliche Schönheit und Attraktivität sind, so unzählig sind auch die unterschiedlichen Schönheitsideale und was auf persönlicher Ebene als anziehend empfunden wird. Was individuell als schön empfunden wird, ist geprägt durch unsere Erziehung, durch den Einfluss der Medien, durch das Umfeld, in dem wir uns bewegen, und durch die Kultur, in der wir leben. Hinzu kommen der eigene Geschmack, einschneidende Erlebnisse im Leben und auch Hobbys, die unsere Auffassung davon, was schön ist und was nicht, deutlich prägen.

Ihr persönlicher Beauty-Satz

Nehmen Sie sich etwas Zeit und betrachten Sie sich von oben bis unten ganz genau im Spiegel. Finden Sie mindestens drei Dinge, die Sie schön an sich finden. Das kann alles sein, Ihre Haare, Ihre Augen, ein spezielles Lachfältchen, Ihre Hände, Ihre Figur etc. Dann schreiben Sie folgenden Satz auf und ergänzen ihn mit Ihren drei Favoriten:

»Ich bin einzigartig und schön, vor allem mein/e ..., mein/e ... und mein/e ... gefallen mir besonders gut!«
Lassen Sie diesen Satz zu Ihrem morgendlichen Begrüßungssatz für Ihr Spiegelbild werden. Sie werden sehen, bald werden Sie Komplimente für Ihre Favoriten von anderen Menschen bekommen.

Tätowierungen und Piercings z.B. werden weiterhin von den einen als malerische und aussagekräftige Kunst auf dem Körper empfunden und von den anderen eher als Entstellung einer makellosen Haut. Ein weiteres, bekanntes Beispiel für einander entgegengesetzte Schönheitsideale ist die sonnengebräunte Haut. Hierzulande galt und gilt sie zum Teil noch als attraktiv, als ein Ausdruck von Vitalität und entspannter Lebensfreude. In Japan wiederum wird eine dunkle Hautfarbe ganz und gar nicht als erstrebenswert angesehen. Der Begriff »Bihaku« steht dort für »wunderschönes Weiß«. Viele hautaufhellende Kosmetikprodukte werden mit diesem Begriff beworben und versprechen porzellanfarbene Haut, denn genau die wird von Japanern als attraktiv und anziehend empfunden. Und auch der Zeitgeist spielt eine wichtige Rolle in Bezug auf unterschiedliche Schönheitsideale, was am Beispiel des »perfekten Körperbaus« von Frauen sichtbar wird. In den 1950er Jahren galt das »Kurvenwunder« Marilyn Monroe als Vorbild. Nur ein paar Jahre später, im Swinging Sixties-Zeitalter, wäre sie schon zu dick gewesen. Heute gilt der durchtrainierte und muskulöse Frauenkörper als das angestrebte Ideal – und auch das wird sich wieder ändern.

Es gibt viele solcher Beispiele, die zeigen, dass es eigentlich kein allgemeingültiges Schönheitsideal gibt. Was dennoch die meisten als schön ansehen, ist eine gesunde und reine Haut, ein Strahlen von innen heraus und ein vitaler Körper.

Und genau das können Sie mit der richtigen Körperpflege und einer basenreichen Ernährung erreichen. Durch eine gute Säure-Basen-Balance im Körper und auf der Haut verbessern sich das Allgemeinbefinden, die Gesundheit der inneren Organe, die Reinheit der Körperoberfläche und somit auch die Stimmung. Dieses Allround-Paket für Schönheit zusammen mit den eigenen, individuell erstrebenswerten Schönheitsidealen ohne Diktat von außen, von Medien und Co., lässt jeden in seiner Einzigartigkeit und Schönheit strahlen.

Schönheit kommt von innen

Die Gesundheit unserer schützenden Hülle ist für unser Wohlgefühl im Körper maßgeblich und für das Funktionieren eines reibungslosen Stoffwechsels unabdingbar. Die Haut steht im engen Verhältnis zum Darm, zum Immunsystem, zum Hormonhaushalt und zum Nervensystem. Sie bietet uns Schutz vor schädlichen Stoffen im Außen, reguliert den Wasser- und Wärmehaushalt, scheidet Stoffwechselprodukte aus und produziert Vitamin D. Außerdem ist sie unser größtes Sinnesorgan. Die Haut nimmt Vibrationen, Temperaturreize und Druck blitzschnell wahr und sorgt somit durch z. B. Schmerz für Warnsignale. Sie ermöglicht uns Verbindungen und Kontakt mit der Außenwelt und unseren Mitmenschen durch ihr Empfinden von Berührungen, durch das Tasten unterschiedlicher Oberflächenstrukturen, durch das »Begreifen« der Welt um uns herum. Dass sie sehr wichtig ist für unser Leben und Überleben, zeigt allein schon die Tatsache, dass ein Hautverlust von 20 % tödlich enden kann.

Um die Gesundheit der Haut zu fördern, ist vor allem die Pflege von innen wichtig, denn keine Creme und keine Kosmetikanwendung der Welt können helfen, wenn der Darm und das Immunsystem nicht optimal funktionieren.

Wie Haut, Darm und Immunsystem zusammenspielen

Die Haut und ihre Abwehrkraft sowie ihr Aufbau und ihre Funktionsfähigkeit sind abhängig von einem starken Immunsystem und einer guten und schadstoffarmen Ernährung, die aus dem Darm über das Blut zu ihr transportiert wird. Salopp gesagt heißt das: Wenn die Haut nur »schlechtes Essen« bekommt, so wird sie auch schlecht aussehen und sich mittels Unreinheiten, Trockenheit, Fettigkeit, Strukturveränderungen und dergleichen beschweren. Nährstoffarme und zugleich zucker- und fettreiche Lebensmittel liefern den Körperzellen nur wenige Vitalstoffe. Fehlen

Vitamine, Mineralstoffe und sekundäre Pflanzenstoffe, so kommt es zu einer Unterversorgung im ganzen Körper.

Auf der Ebene des Immunsystems kann das verheerende Folgen haben. Ein Mangel an Vitamin C zum Beispiel senkt die Bakterienabwehrkraft der Immunzellen und freie Radikale können nicht mehr unschädlich gemacht werden. Ein Mangel an Magnesium lässt die Abwehrzellen unbeweglicher und träge werden, wodurch Schädlinge im Körper auch leichteres Spiel haben. Doch nicht nur der Vitalstoffmangel, sondern auch ein Übermaß an Zucker und Fett lässt das Immunsystem plötzlich gegen unsere Gesundheit agieren. Wissenschaftler fanden in einer Studie an Mäusen heraus, dass bei einer Ernährung mit viel Fett, viel Zucker und wenigen Ballaststoffen das Immunsystem »aggressiver« wird und dass es zu einer generalisierten Entzündungsreaktion im Körper kommt. Sie untersuchten die Vorläuferzellen des Immunsystems im Knochenmark und fanden heraus, dass es durch die »westliche Diät« zur Aktivierung unterschiedlicher Gene kam, vor allem was die Vermehrungsaktivität der Zellen betrifft. Das heißt im Endeffekt, dass z.B. durch Fastfood ein riesiger Kampftrupp aktiviert wird, der schnell zu entzündlichen Überreaktionen führt. Bei einer weiteren Untersuchung an 120 Probanden zeigte sich, dass solche durch Zucker und Fett ausgelösten Veränderungen dazu führen, dass selbst kleine Reize das Immunsystem zu stärkeren Entzündungsantworten aktiviert und somit die Entstehung von Gefäßerkrankungen mit all ihren Folgen gefördert wird. Auch allergische Reaktionen und anhaltende Entzündungen auf der Haut können somit das Ergebnis einer ungesunden Ernährung sein, ausgelöst durch ein unausgeglichenes Immunsystem.

Und auch der Zustand des Darms ist an der Haut indirekt ablesbar. Denn die Darmgesundheit beeinflusst maßgeblich das Aussehen der Haut. Wird der Darm unzureichend mit Vitalstoffen versorgt, so leiden seine Bewohner, die Darmbakterien, und seine Schleimhaut. Bei einer ungesunden Ernährung haben z.B. Pilze im Darm freies Spiel. Sie lieben Zucker und breiten sich bei großem Nachschub schnell aus. Das wiederum bereitet Verdauungsbeschwerden aller Art und zeigt sich durch ein geschwächtes Immunsystem, Infektanfälligkeit und eine ungesunde und abwehrschwache Haut.

Ist die Darmflora in Schieflage geraten, werden wiederum Vitalstoffe schlechter aufgenommen, was dann wieder zur Folge hat, dass alle Zellen des Darms an einer Unterversorgung mit Vitaminen und Mineralstoffen leiden. Die Abwehrkraft sinkt somit weiter, der Darm wird schwächer und Schadstoffe können vermehrt in die Blutbahn und schlussendlich zur Haut gelangen. Ein ungesunder Kreislauf, der – wenn er nicht unterbrochen wird – dem gesamten Körper und auch seiner schützenden Hülle, der Haut, extremen Schaden zufügen kann.

Einblicke in die Wunderwelt unseres Darms

Um diese Zusammenhänge zu verstehen, ist es sinnvoll, etwas mehr über den Darm, seinen Aufbau und seine Bewohner zu wissen. Dadurch wird einem sehr schnell klar, dass die Haut nur dann gesund und abwehrstark ist, wenn der Darm und das Immunsystem in guter Verfassung sind. Die Darmwand, die größte Grenzfläche des menschlichen Körpers, verfügt über ein unglaublich gut ausgeklügeltes, raffiniertes, mehrschichtiges Abwehrsystem – kein Mensch hätte es wohl so perfekt gestalten können, wie die Natur es eingerichtet hat.

Die vier Darmabwehrsysteme

1. Die Zellschicht besteht aus Darmzellen (Epithelzellen), die eng aneinanderliegen und so die Darmwand abdichten. Diese Epithelschicht hat eine mechanische Barrierefunktion.
2. Der daraufliegende Schleim (lat. Mucus) hat eine spezielle Zusammensetzung und einen für die Darmschleimhaut optimalen pH-Wert. Er verhindert dadurch das Eindringen unerwünschter Keime oder Giftstoffe ins Körperinnere. Der Darmschleim beherbergt Darmbakterien und Antikörper.
3. Die Darmflora besteht aus einer Vielzahl von Bakterien und anderen Mikroorganismen. Sie richten sich ihr eigenes Milieu ein und verhindern so, dass unerwünschte mikrobielle Kollegen sich an und in der Darmwand einnisten. Sie wirken wie Bodyguards – ihre Waffen sind eigene Stoffwechselprodukte, die schädliche Mi-

kroorganismen fernhalten. Das funktioniert natürlich nur, wenn sich im Darmschleim die »richtigen« Keime befinden.
4. Die Antikörper sind Teil des Immunsystems und entstehen, nachdem der Körper Kontakt mit einem bestimmten Krankheitserreger hatte. Die Antikörperbildung bewirkt eine sogenannte Immunität – das heißt, gegen diese Krankheit ist der Mensch für eine gewisse Zeit oder für immer geschützt. Das Immunsystem im Darm wird aber auch durch die Darmbakterien trainiert.

Wenn alle vier Systeme intakt sind, haben schädliche Bakterien, Pilze und Viren keine Chance.

Was unsere Darmabwehr schwächt

Zu Störungen kann es bereits kommen, wenn wiederholt ein Antibiotikum eingenommen wurde, das einen Teil der Darmbakterien quasi mitentsorgt. Diese Mittel sind keineswegs schlau, sie vernichten alles, was in ihr Beuteschema passt, auch die »guten« Bakterien. Zu Störungen kommt es aber auch durch Giftstoffe, die Schäden an der Darmwand anrichten können. Zahnfüllmaterialien, insbesondere Zahnmetalle wie Amalgam, Gold oder Palladium, aber auch Weichmacher aus Geschirrspülmitteln und Lippenstiften schaden der Darmwand.

Einen großen Einfluss auf den Zustand der Darmwand hat zudem die Ernährung. Es gibt Nahrungsmittel, die unsere Darmbakterien so füttern, dass unser Darmabwehrsystem gut funktioniert. Dazu gehören in erster Linie pflanzliche Lebensmittel – was an ihrem hohen Ballaststoffanteil liegt. Besonders die pflanzlichen Lebensmittel, die viel resistente Stärke enthalten, leisten unserer Darmfunktion wertvolle Dienste. Hier sind vor allem Kartoffeln und Bananen zu nennen, aber auch Vollkorngetreide und Hülsenfrüchte wie Linsen und Kichererbsen. Es gibt aber auch Nahrungsmittel, die genau das Gegenteil

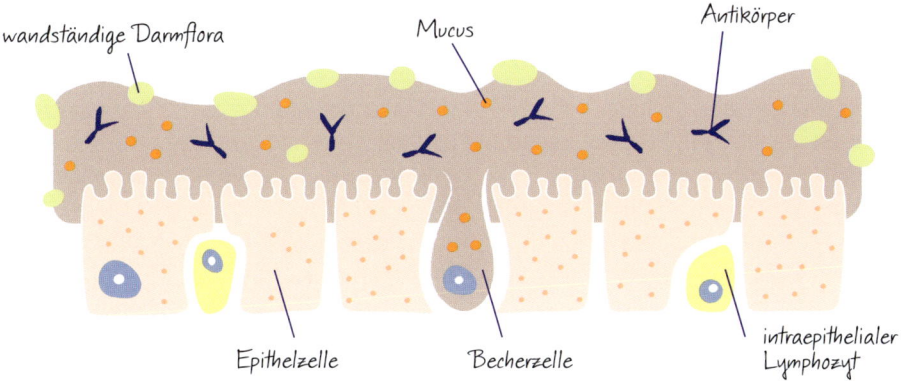

wandständige Darmflora   Mucus   Antikörper

Epithelzelle   Becherzelle   intraepithelialer Lymphozyt

∧ **Über unsere Darmwand werden nicht nur die Nährstoffe aus der Nahrung aufgenommen, sondern sie stellt auch ein ausgeklügeltes Abwehrsystem z.B. gegen Krankheitserreger dar.**

bewirken. Dazu gehören tierische Lebensmittel und in erster Linie Fleisch und Wurstwaren.

Der moderne Mensch ist in der Regel mehreren Störfaktoren ausgesetzt: Er nimmt hin und wieder ein Antibiotikum, hat Metallfüllungen in den Zähnen, ernährt sich aus dieser Sicht zudem völlig falsch und ist immer gestresst, was dem Darm ebenso nicht guttut, denn er unterliegt dem parasympathischen Nervensystem. Der sogenannte Parasympathikus steuert Körperfunktionen wie Herzschlag, Atmung und Verdauung, wenn wir entspannen. Er dient der Regeneration und kurbelt die Verdauung an. Er wird in Ruhephasen aktiv, das heißt im Umkehrschluss, dass er bei Stress nicht die Oberhand hat. Das ist einer der Gründe, weshalb Stress ziemlich schnell zu Darm- bzw. Verdauungsbeschwerden führt.

Im Laufe der Zeit führt dies alles zu starken Verschiebungen im Darmabwehrsystem, sodass ein Dauerstress für unser Immunsystem entsteht. Auch Entzündungen können eine Folge solcher Verschiebungen sein. Zusätzlich kann es zu einer »Durchlässigkeit« der Darmwand kommen, wodurch Bakterien, Viren, Pilze, Schwermetalle und andere Schadstoffe die Darmwand passieren können – eine geschwächte Abwehr also. Diese Durchlässigkeit nennt sich »Leaky Gut Syndrom«, das Syndrom des durchlässigen Darmes – eine Diagnose, die sich in der Schulmedizin erst seit einigen Jahren langsam durchsetzt und nicht selten hinter einem vermeintlichen Reizdarmsyndrom steckt.

Mikrobiom: Wer sind unsere Helfer im Darm?

Allein auf der Darmschleimhaut leben ca. 1–2 kg Bakterien, die wir ständig mit uns herumtragen. In einem einzigen Gramm menschlicher Fäkalien befinden sich ca. 100 Milliarden Bakterien unterschiedlichster Arten. Es wird aktuell davon ausgegangen, dass es 500–1000 verschiedene Arten gibt, die je nach Lebensalter, Lebensbedingungen und weiteren Faktoren wie Ernährung zahlreichen Schwankungen unterworfen sind.

Zu den häufigen Vertretern im Darm gehören Escherichia coli, Enterobakterien und milchsäureproduzierende Bakterien wie Laktobazillen und Bifidobakterien. Die jeweilige Zusammensetzung des Darmmikrobioms ist in jeder Lebensphase typisch. So überwiegen bei Säuglingen, die gestillt werden, die Milchsäurebakterien – am Ende des ersten Lebensjahres wird die Bakteriengemeinschaft im Darm komplexer. Mit zunehmendem Alter nimmt die Gesamtzahl der Milchsäurebakterien ab, in starker Abhängigkeit von Ernährung und Lebensweise.

Eine intakte und entzündungsfreie Darmschleimhaut gewährleistet eine gute Verdauung und bietet gleichzeitig Schutz vor unerwünschten Stoffen in unserem Organismus. Um sie zu stabilisieren bedarf es eines guten Mikrobioms, das die Darmzellen und die Darmschleimhaut ernährt. Diese Zusammenhänge wollen wir noch etwas näher erläutern.

Butansäure: Energie für unsere Darmzellen

So sind die kurzkettige Fettsäure Butansäure und ihre Abkömmlinge (Butyrate) die Hauptenergiequelle des Dickdarmepithels. Diese Fettsäure schützt die Darmwand, regt die Darmbewegung an und fördert das Zellwachstum, vor allem das Wachstum der Blutgefäße in der Darmwand, und aktiviert die Immunantwort.

Zusätzlich kräftigt Butansäure die Verbindungen zwischen den einzelnen Zellen in der Darmwand und blockiert dadurch das Eindringen von Darmbakterien ins Darmepithel. Das schützt vor entzündlichen Prozessen. Außerdem verhindert sie das Wachstum unerwünschter Darmbesucher, wie etwa Salmonellen, da sie bei ausreichendem Vorhandensein den pH-Wert des Stuhls leicht in den sauren Bereich schiebt.

Butansäure wird von unterschiedlichen Bakterienstämmen gebildet, u. a. von dem Bakterium Faecalibacterium prausnitzii, das sich von präbiotischen Kohlenhydraten ernährt. Diese finden sich reichlich in der basischen und basenreichen Ernährung, z. B. in Lauchgemüsen wie Porree oder Zwiebeln, in gekeimten Hülsenfrüchten und in Gemüsesorten wie Pastinaken, Topinambur und Chicorée. Zudem können wir diese guten Bakterien mit resistenter Stärke (Seite 29) füttern.

Weitere Schönheitshelfer im Darm

Ein guter Freund und Ernährer von Faecalibacterium prausnitzii ist das Bakterium Akkermansia muciniphila. Es regt die Regeneration der Mucosa an, das ist die aufsitzende Schleimschicht der Dickdarmwand, und fördert die Ernährung anderer positiver Darmbewohner. Sein Wachstum wird laut Studien von Cranberrys und roten Trauben gefördert.

Die Präbiotika, auch gut bekannt als Ballaststoffe, fördern außerdem einen weiteren wichtigen Schönheitshelfer im Darm, das Bakterium Lactobacillus plantarum. Eine koreanische Studie fand heraus, dass der Verzehr dieser Bakterien die Hautalterung verlangsamt, Falten signifikant verringert und die Hautelastizität – durch eine höhere Feuchtigkeitsversorgung – verbessert. Wenn Sie also z. B. häufig Äpfel, Pflaumen, Aprikosen, Brokkoli, Weißkohl, Kartoffeln, Karotten, Nüsse und Samen genießen, fördern Sie damit Ihre schon im Darm vorhandenen Lactobazillen, was zu einer gesunden und schönen Haut beiträgt.

Ein gesundes Mikrobiom im Darm hält aber nicht nur Darm und Haut fit, sondern wirkt sich auch auf weiter entfernt liegende Organe aus. Hier sei vor allem die Darm-Hirn-Achse erwähnt, also die Verbindung zwischen Darm und Gehirn, die über verschiedene Botenstoffe und Hormone reguliert wird. Das Augenmerk richtet sich hier vor allem auf den wichtigen beruhigenden Botenstoff (Neurotransmitter) Gamma-Aminobuttersäure, kurz GABA. Diese Aminosäure wird im Gehirn, in der Bauchspeicheldrüse und zu einem kleinen Teil im Darm über neuroaktive Bakterien wie Bifidobacterium adolescentis und Lactobacillus plantarum gebildet. GABA beruhigt das Nervensystem, bringt den Körper in Entspannung und fördert vor allem einen gesunden Schlaf –

ganz nach der Devise »Wer schön sein will, muss schlafen«. Lebensmittel wie Kimchi und Sauerkraut, aber auch Gemüse ganz allgemein unterstützen die Bakterien bei der Produktion von GABA. Koffeinhaltige Lebensmittel wiederum hemmen die beruhigende Wirkung der Aminosäure.

Ein weiterer Faktor, weshalb Basenfasten mit seinen unzähligen präbiotischen Stoffen die Gesundheit und die Attraktivität fördert, ist der Verzicht auf tierische Proteine. Werden diese nämlich im Übermaß verzehrt, entstehen vermehrt Stoffe wie Indol, Skatol, Ammoniak

Warum resistente Stärke gesund ist

Resistente Stärke gehört zu den Ballaststoffen. Als resistent wird sie deshalb bezeichnet, weil sie nicht wie andere Stärken durch Amylasen abgebaut werden kann. Sie wird zum Dickdarm weitertransportiert, wo sie den guten Darmbakterien als Nahrung dient. Diese bauen sie durch Gärung ab und bilden dabei Butyrate wie die erwähnte Butansäure.

Resistente Stärke findet sich vor allem in pflanzlichen Lebensmitteln wie Bananen, am Vortag gekochten Pellkartoffeln, Vollkorngetreide wie Haferflocken und Hülsenfrüchten.

Neben den vielen genannten Vorteilen der aus resistenter Stärke entstehenden Butyrate gibt es auch Hinweise aus aktuellen Studien, die signifikante Zusammenhänge zwischen neurodegenerativen Erkrankungen wie Demenz und Parkinson und resistenter Stärke zeigen. Es scheint, dass Butyrat über die Darm-Hirn-Achse zu den Gehirnzellen gelangen kann und dort eine zellschützende Wirkung zeigt. Schon James Parkinson, dem Entdecker der Parkinson-Krankheit (um 1817) fiel der Zusammenhang zwischen der Darmgesundheit und der Parkinson-Erkrankung auf.

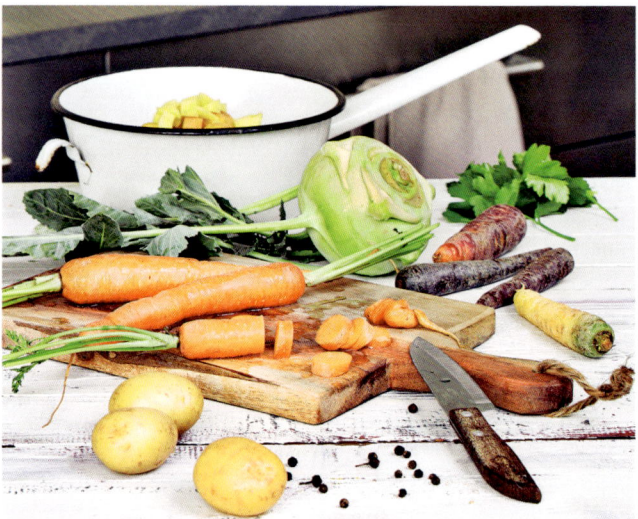

etc. Diese Stoffwechselprodukte wirken leberbelastend, karzinogen und können zu Blähungen und Verdauungsstörungen führen. Außerdem erhöht sich der pH-Wert des Stuhls, was für Krankheitskeime positiv ist.

Es gibt noch viele Gründe, wieso Basenfasten für die Darmflora so gesund ist. Fest steht, dass es auf das Mikrobiom des Darms einen höchst positiven und förderlichen Einfluss nimmt, was sich über kurz oder lang sehr deutlich auf unsere Hautgesundheit und damit auch auf die Schönheit auswirkt.

Um also die Haut von innen heraus zu stärken und zu verschönern, sind eine Immunsystempflege und die Pflege unseres Darms mit seinem Mikrobiom unabdingbar. Und das funktioniert am besten mit dem, was wir täglich zu uns nehmen.

Ballaststoffe – gut für den Darm und seine Bewohner

Nun dürfte klar geworden sein, warum ein gut funktionierender Darm das A und O für eine schöne Haut ist. Ballaststoffe dienen als Präbiotika und versorgen unser Darmmikrobiom, das sich wiederum mit der Pflege unserer Darmschleimhaut dafür bedankt. Außerdem benötigen wir Ballaststoffe für eine gute Darmperistaltik, denn der Darm versucht mit starken Bewegungen, die unverdaulichen Fasern klein zu bekommen. Zusätzlich ziehen die Faserstoffe Wasser an und speichern es, was den Stuhl weicher macht und somit vor Verstopfung schützt. Und für das Senken der Blutfettwerte sind Ballaststoffe auch unschlagbar. Sie binden Gallensäure im Darm, die zum großen Teil aus Cholesterin besteht. Gebunden und mit dem Stuhlgang ausgeschieden senkt sich somit der Cholesterinspiegel.

Die wichtigsten Ballaststoffe sind: Zellulose, Hemizellulose, Pektin, Inulin, Lignin und die resistente Stärke (Seite 29). Und wer liefert uns das alles? Kohlsorten, Topinambur, Pastinaken,

Chicorée, Zwiebelgewächse, Schwarzwurzeln, Bananen (nicht überreif), Trauben, Pellkartoffeln vom Vortag, gekeimte Getreidesorten wie Hirse oder Hafer, Leinsamen, Chiasamen und Erdmandelflocken sind beim Basenfasten wahre Spitzenreiter, was Ballaststoffe auf dem Teller betrifft. Nach dem Fasten können wir auch zusätzlich Hülsenfrüchte und Vollkornprodukte dazunehmen, um unserem Darm und somit unserer Haut auf die Sprünge zu helfen.

Mikrobiom der Haut

Doch es tummeln sich nicht nur Bakterien in unserem Dickdarm, sondern auch unsere Haut ist von Kleinstlebewesen besiedelt. Hier ist die Forschung noch nicht so weit wie beim Mikrobiom des Darms, aber aktuell wird davon ausgegangen, dass die Haut eine größere Vielfalt von Bakterienarten aufweist als der Darm. Es handelt sich damit im Wesentlichen um die Stämme von Aktinobakterien, Firmicuten, Bacteroides und Protobakterien, wobei Bacteroides und Firmicuten mehr auf der Darmschleimhaut als auf der Haut vorkommen. Dazu kommt, dass die Bakterienzusammensetzung von der jeweiligen Hautregion abhängt. Trockene, feuchte oder fettige Hautareale weisen jeweils ein anderes Mikrobiom auf und übrigens auch einen anderen pH-Wert. Zugegeben, das ist ein hoch komplexes Thema und es macht wenig Sinn, hier akribisch vorzugehen und nachzuzählen, ob alle Bakterien in der ausreichenden Menge vorhanden sind. Zum einen tappt die Wissenschaft bei diesem Thema noch etwas im Dunkeln, zum andern sind die Einflussmöglichkeiten sehr vielseitig.

Der aktuelle Forschungsstand zeigt, dass es unglaublich unterschiedliche Bakterienzusammensetzungen auf der Haut gibt. Die Bakterien sitzen auf der Hautoberfläche in der Hornschicht, in der obersten Schicht der Epidermis, reichen aber auch tiefer hinein, beispielsweise in den Haarzellschaft.

Zu den häufigsten nicht immer beliebten Bewohnern der menschlichen Haut gehören neben Milben auch Malassezia, das sind Hefen, von denen derzeit neun Gattungen bekannt sind. Sie finden sich bei über 90 % der Bevölkerung im gesunden Mikrobiom, können aber unter bestimmten Umständen auch verschiedene Krankheiten hervorrufen. Besonders Malassezia furfur kann die anderen Mikroorganismen der gesunden Hautflora so stark überwuchern, dass Rötungen, Entzündungen und Schuppungen, aber auch die Pilzinfektion Pityriasis versicolor entstehen können.

Malassezia liebt vor allem die fettreichen Areale der Haut, denn sie braucht langkettige Fettsäuren, um sich zu vermehren. Studien haben gezeigt, dass sie wenig sensibel auf pH-Veränderungen der Haut reagieren – sie passen sich einem pH von 4 bis 10 an, ohne sich wesentlich zu verändern.

Unsere Haut dient auch der Krankheitsabwehr

Noch wenig bekannt ist, dass nicht nur unsere Darmschleimhaut einen wichtigen Teil unseres Immunsystems beherbergt, sondern dass auch unsere Haut über Abwehrzellen verfügt, die uns vor Krankheiten schützen. Dabei hatte ein

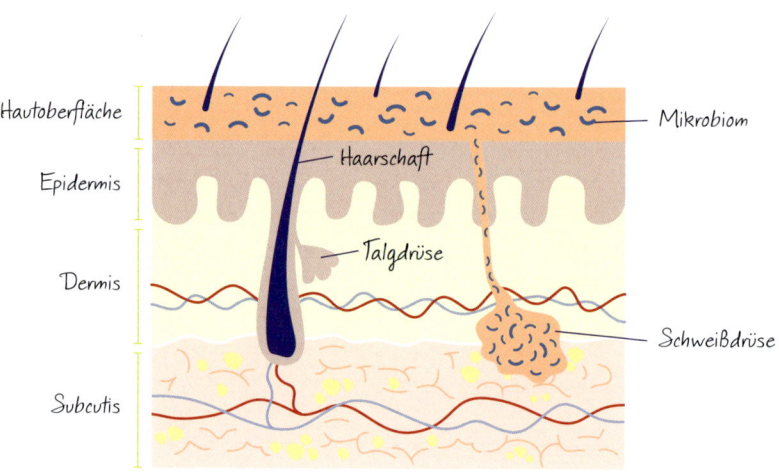

Hautoberfläche — Mikrobiom

Epidermis

Haarschaft

Talgdrüse

Dermis

Schweißdrüse

Subcutis

∧ Auch auf und in unserer Haut lebt eine vielfältige Bakteriengemeinschaft (Mikrobiom), die erst in jüngster Zeit genauer erforscht wird.

Forscher namens Paul Langerhans solche Zellen schon 1868 entdeckt, hielt sie aber aufgrund ihres Aussehens für Nervenzellen. Heute ist bekannt, dass es sich bei den Langerhans-Zellen um Immunzellen handelt, die mit ihren bäumchenartigen Ausläufern Toxine und Antigene aufnehmen und verarbeiten.

Seit einiger Zeit stehen aber auch an die Haut gebundene sogenannte T-Gedächtniszellen im Fokus der Immunologie und Allergieforschung. Immunologen sind immer davon ausgegangen, dass sich T-Gedächtniszellen im Wesentlichen in Blut- und Lymphbahnen aufhalten. Erst seit etwa zehn Jahren ist klar, dass diese bei gesunden Menschen in hoher Zahl in der Haut vorkommen. Und nicht nur das: Die Haut eines Erwachsenen beherbergt

ca. 20 Milliarden T-Lymphozyten und damit etwa doppelt so viele wie das Blut. Sie spielen bei Infektionen, wie US-Wissenschaftler festgestellt haben, aber auch bei allergischen Sofortreaktionen und bei verzögerten Reaktionen eine Rolle.

pH-Wert der Haut

In den vergangenen 50 Jahren wurde eine Hautpflege bevorzugt, die den Säureschutzmantel der Haut unterstützt und erhält. Diese Produkte weisen einen pH-Wert von ca. 5,5 auf. Seit Basenfasten und basische Ernährung sich immer größerer Beliebtheit erfreuen, werden auch zunehmend basische Produkte für die Haut entwickelt. Da stellt sich die Frage, was nun gut und richtig für unsere Haut ist.

Und als Erstes stellt sich die Frage, welchen pH-Wert die Haut eigentlich hat. Die Antwort ist vielleicht überraschend. Es gibt nicht den einen pH-Wert der Haut – es gibt viele verschiedene. Eine Arbeit der Cambridge University von 2005 zeigt, dass der Haut-pH-Wert nicht an allen Körperstellen gleich ist und zwischen pH 4 und 6,5 schwankt. Interessanterweise ist er da, wo mehr Schweiß entsteht und die Haut entsprechend mehr ausscheidet, basischer: in den Achselhöhlen, im Genitalbereich und an den Fußsohlen. An Stellen, die stark der Außenwelt ausgesetzt sind und die daher tagsüber mehr Schutz benötigen, ist der pH-Wert am sauersten. So schwankt er im Gesicht zwischen pH 4,75 und 5,04. Es ist also was dran am Säureschutzmantel der Haut, der die Haut am Tage vor schädlichen Einflüssen schützt.

Der pH-Wert der Haut wird nun von verschiedenen Faktoren bestimmt. So spielen die Bakterienzusammensetzung auf der Haut, das Mikrobiom, aber auch die Tageszeit eine Rolle. Ein weiterer Faktor ist die Schweißzusammensetzung der Haut, was zum großen Teil von der Ernährungsweise und vom Stoffwechsel abhängt.

Wie alle Organe unterliegt auch die Haut einem Tag- und Nacht-Rhythmus, der auch circadianer Rhythmus genannt wird. Die Hautzellen folgen demnach einer inneren Uhr, was sie zu bestimmten Zeiten mehr oder weniger vor Umwelteinflüssen schützt. Tagsüber, vor allem am Vormittag, ist sie am besten geschützt. In der Nacht, wenn die Reparaturarbeiten im Körper auf Hochtouren laufen, ist sie am wenigstens geschützt. Auch dies hat einen Einfluss auf den pH-Wert. Vieles spricht dafür, dass die nächtliche Reparaturarbeit besser im leicht basischeren Milieu stattfinden kann. Damit wird die ausscheidungsfördernde Wirkung der Basenbäder noch einmal verständlicher. Jeder, der schon Basenbäder gemacht hat, weiß, wie gut sie die Ausscheidungen über die Haut anregen.

Wir empfehlen schon immer, nach einem abendlichen Basenbad auf ein Eincremen der Haut zu verzichten, um den Ausscheidungsprozess nicht zu unterbrechen.

Damit die Haut in Balance sein kann, braucht es:
— ein gesundes Mikrobiom des Darms
— ein intaktes Immunsystem
— den passenden pH-Wert auf der Haut

Was **unserer Haut zu schaffen** macht

Eine schlechte Ernährung zeigt sich zwangsläufig auf der Haut. Den Spruch »Du bist, was du isst!« hat jeder mindestens schon einmal im Leben gehört und er klingt inzwischen ziemlich abgedroschen und kann zuweilen ein wenig auf die Nerven gehen. Das liegt an seinem tiefen Wahrheitsgehalt. Er erinnert uns daran, dass wir für unsere Gesundheit und unser Aussehen täglich neu entscheiden können, ob wir Schönheitsförderndes oder Hautschädigendes auf den Teller packen. Das feine Festmahl zu Weihnachten oder ein ausgedehntes Grillfest an einem lauen Sommerabend verdirbt uns nicht gleich den Teint; übertreiben wir es allerdings über einen längeren Zeitraum mit Zucker, Alkohol, tierischen Fetten und Zusatzstoffen, so wird uns dies ins Gesicht geschrieben stehen in Form vorzeitiger Hautalterung bis hin zu Unreinheiten oder sogar Hauterkrankungen.

Im Laufe des Lebens ändert sich die Beschaffenheit der Haut ständig. In der Kindheit ist sie feinporig, zart und voller Spannkraft. Während der Pubertät wird sie hormonell bedingt meist etwas fettiger und im Erwachsenenalter wird sie je nach Anlage trockener, öliger oder zeigt beides gleichzeitig in Form von Mischhaut. Je älter die Haut dann wird, desto mehr Trockenheit und Elastizitätsverlust weist sie auf. Das ist ein natürlicher Ablauf und keiner kann ihn in Gänze aufhalten, geschweige denn umkehren. Dennoch können wir das Altern der Haut verzögern.

Welche Faktoren der Haut Schaden zufügen und was zur beschleunigten Hautalterung beiträgt, ist wissenschaftlich noch nicht komplett aufgeklärt, allerdings gibt es schon für einiges gesicherte Beweise.

Sonne satt – Gefahr für die Haut!

Die Wetter- und Sonnenexposition trägt erheblich zur Hautalterung bei. Das ist bekannt. Dabei kommt die vorzeitige Alterung der Haut durch UV-Strahlung – auch Photoaging genannt – durch mehrere Faktoren zustande. Übermäßige Sonnenbäder führen zu einer Abnahme von Kollagen- und Elastinanteilen in der Haut und bewirken damit einen Verlust von Elastizität und Volumen. Zusätzlich nimmt die Speicherfähigkeit der Kollagenfasern für Feuchtigkeit ab, die Haut trocknet damit schneller aus. Feine Linien und Falten sind die Folgen davon. Um der sonnengeschädigten Haut dann noch das Krönchen aufzusetzen, bekommt sie häufig eine ungleichmäßige Pigmentierung in Form von Sonnen- oder Altersflecken.

Fazit: Wer eine jugendlich strahlende Haut möchte, vermeidet die direkten Strahlen von oben. Schattenplätze im Sommer und geschützte Haut durch Kleidung oder mineralische Bio-Sonnencremes lassen noch genügend Sonnenexposition zu, um eine gesunde Vitamin-D-Produktion der Haut zu gewährleisten, und verhindern das Photoaging.

Zuckersüß ist gar nicht niedlich

Nicht nur UV-Strahlen, sondern auch Zucker macht unseren Kollagenfasern schwer zu schaffen. Dass uns Zucker ganz schön alt aussehen lässt, liegt an der sogenannten Glykierung. Denn ein hoher Blutzuckerspiegel führt dazu, dass wichtige Moleküle regelrecht verzuckert werden und dann nicht mehr funktionieren. Bei dieser Glykierung verbinden sich die Zuckermoleküle – insbesondere Glukose und Fruktose – beispielsweise mit dem Kollagen und Elastin der Haut. Diese bilden die Grundlage für die Gewebefasern, die unsere Haut straff und geschmeidig halten. Verkleben und verhärten diese Fasern, so sind Falten und Elastizitätsverlust das Ergebnis.

Und als ob das noch nicht genug wäre, kommen als Reaktionsendprodukte der Verzuckerung die sogenannten AGEs (Advanced Glycation Endproduct) heraus. Diese Moleküle machen die Zellen allgemein anfälliger für chronische Entzündungen, begünstigen die Entstehung von Herz-Kreislauf-Erkrankungen und Osteoporose und lassen den Körper empfindlicher auf Umweltgifte und UV-Strahlen reagieren. AGEs entstehen zudem nicht nur im Körper selbst, sondern sie können auch von außen über die Nahrung aufgenommen werden. Besonders Lebensmittel mit vielen gesättigten Fettsäuren, also vor allem tierische Produkte wie Fleisch, Wurst und Käse, sind AGE-reich. Und Gartechniken wie Grillen, Frittieren sowie sehr langes Kochen können den AGE-Gehalt zusätzlich stark erhöhen.

Um der Verzuckerung der Haut entgegenzuwirken und zugleich die Entstehung von AGEs im Körper und deren Aufnahme zu minimieren, ist eine gemüsereiche und weitestgehend naturbelassene Ernährung das Beste, was wir in Sachen Haut und für die allgemeine Gesundheit tun können.

Gestresste Haut

Im 21. Jahrhundert gibt es ein Wort, das immer häufiger im Zusammenhang mit Krankheiten und allgemeinem Unwohlsein in einem Atemzug genannt wird: Stress. Allerdings ist Stress nicht immer etwas Negatives. Der sogenannte Eustress ist eine positive Anspannung, er beflügelt, erhöht unsere Aufmerksamkeit und kann zur Ausschüttung von Glückshormonen führen. Diese Art von Stress erleben wir z. B. vor unserer Hochzeit oder Kinder erleben ihn kurz vor Weihnachten. Eustress führt zu einem gewissen Strahlen im Gesicht, er ist also alles andere als ein Schönheitskiller. Deswegen sollte er auch nicht vermieden, sondern ganz und gar ausgekostet und genossen werden.

Negativer Stress, also Disstress, dagegen lässt uns schneller altern, den Körper krankheitsanfälliger werden und hinterlässt unschöne Spuren auf der Haut und im Gesicht. Es gibt unzählige Auslöser für diese Art von Stress. Doppel- oder sogar Dreifachbelastungen durch Job, Kinder, Haus, Pflege von Angehörigen, Geldsorgen, den ständigen Drang nach Perfektion – auch in Sachen Schönheit. All dies und vieles mehr kann unseren Organismus in eine Art Daueranspannung versetzen. Die Folge davon ist eine erhöhte und ständige Ausschüttung von Stresshormonen. Bluthochdruck, Muskelverspannungen, anhaltende Entzündungen und ein geschwächtes Immunsystem auf der körperlichen Ebene wie auch Angstzustände, Nervosität und ständige Müdigkeit auf der mentalen Ebene sind nur ein kleiner Auszug dessen, was Disstress alles anrichten kann. Das lässt uns nicht nur leiden, sondern nimmt uns viel an Attraktivität.

Und auch die Haut selbst lässt schnell die ungesunde Anspannung erkennen.

Die hormonellen Veränderungen bewirken, dass die Gefäße verengen und damit die Haut schlechter mit Nährstoffen und Sauerstoff versorgt wird. Dadurch wird ihre Abwehrkraft geschwächt, Trockenheit, Juckreiz und Hautausschläge können dann die Folge sein. Auch bestehende Entzündungen halten sich durch die Hormonverschiebung deutlich länger auf der Haut. Menschen mit einer Hauterkrankung wie Neurodermitis oder Schuppenflechte können ein Lied davon singen, dass in stressigen Lebenssituationen die Erkrankung meist stärker auftritt und länger braucht, um wieder abzuklingen.

Zusätzlich führt das Stresshormon Kortisol zu einer erhöhten Talgproduktion. Das Ergebnis: vermehrt Pickel und Mitesser auf der Körperoberfläche. Und noch ein unangenehmer Nebeneffekt von Stress ist die negative Wirkung auf die DNA. Wissenschaftler fanden heraus, dass anhaltende Stress- und Angstsituationen unsere Telomere – das sind die Schutzkappen am Ende eines DNA-Strangs – verkürzt und damit die Lebensdauer der Zelle verringert. Sprich, die Zelle altert schneller und auf der Haut zeigt sich das in Form von Falten.

Der Stressteufelskreis der Haut nimmt dann seinen Lauf: Stress – verschlechtertes Hautbild und leistungsgeschwächter Körper – Angst davor, den Ansprüchen von außen nicht mehr zu genügen – weiterer Stress – usw.

Der erste Schritt in Richtung Schönheit ist also: Raus aus dem Stresskarussell! Zuerst müssen wir Stressoren im Leben ausfindig machen und zum Teil zumindest eliminieren bzw. verändern. Manches lässt sich allerdings nicht aus dem Leben verbannen. Für die verbleibenden Anspannungsphasen im Leben müssen wir im zweiten Schritt Ausgleichsphasen schaffen. Täglich eine kleine Meditation, das bewusste Einfordern von

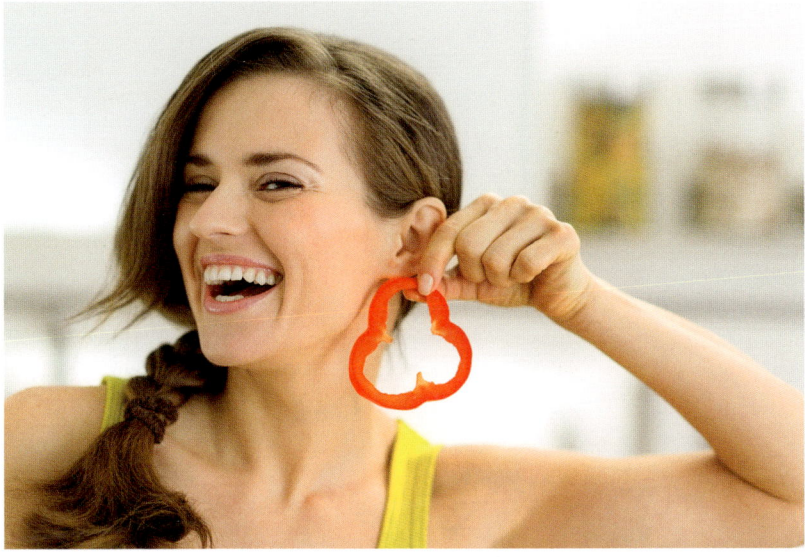

kurzen Auszeiten und auch das persönliche Eingeständnis, dass niemand 24 Stunden am Tag und 7 Tage die Woche leistungsfähig und perfekt ist, helfen schon dabei, dem Stress eine faltenfreie Stirn zu bieten.

Hautgifte, so weit das Auge reicht

Und es gibt noch weitere Arten von Stress, die unsere Haut schnell alt und ungesund aussehen lassen: den oxidativen und den nitrosativen Stress.

Beide zeichnen sich dadurch aus, dass mehr freie Radikale in den Zellen vorhanden sind als notwendig. Beim oxidativen Stress handelt es sich um einen Überhang an Sauerstoffverbindungen, die stark reaktionsfreudig sind und schnell mit anderen Molekülen eine Verbindung eingehen. Der nitrosative Stress bezeichnet eine übermäßige Bildung von Stickstoffradikalen. Grundsätzlich sind diese freien Radikale wichtig, damit die Zelle ihre Kraftwerke – die Mitochondrien – aktivieren und der programmierte Zelltod z. B. bei der Kreb-

sunterdrückung ablaufen kann. Zusätzlich unterstützen sie das Immunsystem. Also sind freie Radikale nicht grundsätzlich schlecht.

Doch nehmen sie in den Körperzellen überhand und gibt es zu wenige Gegenspieler in Form von Antioxidanzien, dann werden sie zu einem Gesundheits- und Schönheitsproblem. Antioxidanzien sind zum einen körpereigene Stoffe wie Enzyme und zum anderen Mikronährstoffe und sekundäre Pflanzenstoffe. Sie verbinden sich mit den freien Radikalen und machen sie somit unschädlich. Sind zu wenige von diesen Radikalfängern vorhanden, dann greifen die freien Radikale die Körperzelle selbst an und können dadurch Organschädigungen bewirken. Studien legen nahe, dass langfristiger oxidativer Stress die Telomere verkürzt und

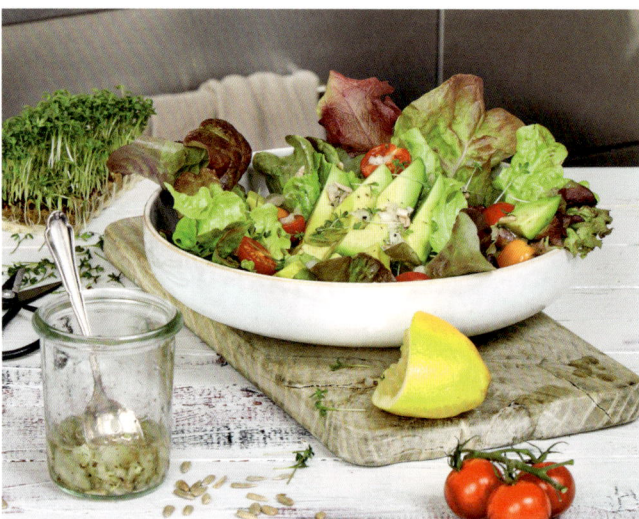

es somit wieder zu einer beschleunigten Zellalterung kommt.

Damit das Gleichgewicht zwischen freien Radikalen und Antioxidanzien ausgewogen bleibt, sollten zum einen die Ursachen von oxidativem Stress vermindert und zum anderen viele Radikalfänger über die Nahrung aufgenommen werden. Freie Radikale entstehen hauptsächlich durch

— Rauchen
— Alkohol
— Drogen
— Medikamente (z. B. Hormone, Antibiotika)
— ungesunde und einseitige Ernährung mit vielen Zusatzstoffen
— Umweltgifte (z. B. Pestizide, Schwermetalle, Abgase)
— UV-Strahlen (Sonne, Solarium)
— Disstress
— übermäßige sportliche Betätigung
— Bewegungsmangel

Warum Zigaretten und Alkohol pures Gift für die Haut sind

Die genannten Radikaltreiber haben zum Teil massive Auswirkungen auf die Körperzellen. Der Zug an einer Zigarette z. B. kann in der Lunge über 900 verschiedene freie Radikale verursachen.

Viele glamouröse Fotos und Filme aus vor allem früheren Zeiten zeigen attraktive Bad-Boys wie James Dean, wie er verwegen einen Zug von seiner Zigarette inhaliert. Oder die bildschöne Audrey Hepburn, wie sie ihre Eleganz mit einem langen Zigarettenhalter unterstreicht. Und die attraktiven James-Bond-Darsteller, die in unwiderstehlicher Art einen Wodka Martini – geschüttelt, nicht gerührt – bestellen. Dieses coole Image umgibt Rauchen und Alkohol leider noch immer.

Dabei ist die zerstörerische Wirkung eigentlich hinreichend bekannt: Zigaretten und Alkohol bewirken eine hochgradige Entwicklung von freien Radikalen und sind somit pures Gift für den Teint. Raucher zeigen eine starke Faltenbildung, zusätzlich wirkt die Haut fahl und grau. Und mit Alkohol sieht es nicht viel besser aus. Weißwein und Bier zum Beispiel führen durch die Kombination aus Zucker und Salz, neben den giftigen Effekten des Alkohols, zu einer aufgedunsenen Gesichtshaut. Alkohol-Fruchtsaft-Mix-Cocktails bewirken neben dem Alkoholkater noch zusätzlich einen Zuckerkater und verursachen damit eine erhöhte Entzündungsneigung der Haut und lassen Pickel sprießen. Alkohol im Allgemeinen trocknet die Haut von innen heraus aus und Reparaturmechanismen im ganzen Körper müssen warten, bis das Zellgift nach dem Konsum wieder vollständig abgebaut ist. All diese Effekte lassen den Glamour dieser Genussgifte schnell ganz schön alt aussehen.

Antioxidanzien: Schutz-schild für unsere Haut

Die Aufnahme von Antioxidanzien als Radikalfänger ist der zweite Baustein, um dem oxidativen Stress entgegenzuwirken. Diese finden sich zuhauf in der pflanzenreichen Ernährung. Basenreiche Lebensmittel wie Obst, Gemüse, Pilze, Keimlinge und Nüsse bringen alles mit, was wir für den Zellschutz benötigen, wie Vitamine, Mineralstoffe, Spurenelemente und sekundäre Pflanzenstoffe.

Hier eine kleine Auflistung von Antioxidanzien und in welchen Lebensmitteln sie zu finden sind:

Diese Lebensmittel (Auswahl) sind reich an Schutzstoffen für unsere Haut

Antioxidans	Vorkommen
Allicin	Zwiebelgewächse (Zwiebeln, Schalotten, Lauch, Schnittlauch)
Anthocyane	Aubergine Kirschen rote Beeren
Flavonoide	Apfel, Birne Trauben, Kirschen Granatapfel Pflaumen Beeren Aubergine
Glucosinolate	Kohlsorten Rettich Kresse
Glutathion	Spinat, Mangold Walnüsse

Antioxidans	Vorkommen
Lycopin	Papaya Grapefruit Tomaten
Monoterpene	Minze Zitrusfrüchte
oligomere Proanthocyanidine (OPC)	Traubenkerne Fruchtschalen
Phenolsäure	Ananas Kirschen Granatapfel
Phytoöstrogene	Leinsamen Hülsenfrucht-Keimlinge
Phytosterole	Pflanzensamen (Sonnenblumenkerne, Sesam, Leinsamen)
Selen	Paranüsse Hülsenfrucht-Keimlinge Pilze Brokkoli Kokosnuss
Sulfide	Zwiebelgewächse Kohlsorten
Sulforaphan	Kohlsorten (Grünkohl, Brokkoli) Kresse
Vitamin A	Karotte Aprikosen, Pfirsich Tomaten Wirsing
Vitamin C	Granatapfel Brokkoli Zitrusfrüchte (z.B. Zitrone, Orange, Grapefruit) Kiwi Spinat, Mangold Paprika
Vitamin E	kalt gepresstes Pflanzenöl Getreidekeimlinge Nüsse Avocado
Zink	Nüsse Weizenkeimlinge

Sekundäre Pflanzenstoffe

Sekundäre Pflanzenstoffe sind ganz besondere Antioxidanzien. Pflanzen entwickeln diese Stoffe zu ihrem eigenen Zellschutz. Verspeisen wir eine Pflanze samt den sekundären Pflanzenstoffen, dann dienen diese unseren Zellen als Schutz. Und jede Zelle hat etwas davon, also auch unsere Hautzellen.

So gut wie jedes Gemüse und Obst enthält eine Vielzahl dieser Zellschutzstoffe. In der Antioxidans-Tabelle finden Sie einige sekundäre Pflanzenstoffe wie Flavonoide, Phenolsäure, Glucosinolate, Monoterpene usw., und in welchen Lebensmitteln sie bevorzugt vorkommen. Alle wirken antioxidativ und schützen damit die Hautzellen vor freien Radikalen. Zusätzlich haben einige eine immunstimulierende Wirkung, die anderen senken den Cholesterinspiegel und die nächsten wirken entzündungshemmend und antikanzerogen. Um alle positiven Effekte zu bekommen, die sekundäre Pflanzenstoffe mit sich bringen, ist es wichtig, beim Basenfasten eine Vielfalt an basisch wirkenden Lebensmitteln zu genießen.

Mit dem »radikalen Hauttest« können Sie selbst leicht feststellen, wie gut oder schlecht es Ihrer Haut gerade geht: Wie stark ist die Belastung durch Radikale und wie gut ist Ihre Haut mit Schutzstoffen versorgt?

Schlafmangel lässt uns alt aussehen

Wenn wir zu wenig Schlaf bekommen oder allgemein schlecht schlafen, wird dies durch tiefe Augenringe und eine fahle Gesichtsfarbe schnell sichtbar. Allerdings sind nicht nur die kurzfristigen Effekte ein Schönheitskiller, sondern anhaltender Schlafmangel führt zu massiven Hautschäden und die Haut altert deutlich schneller. Eine Studie, die von einem renommierten Kosmetikhersteller in Auftrag gegeben wurde, zeigte deutlich, dass Menschen, die ausreichend und gut schlafen, weniger Zeichen der Hautalterung wie etwa kleine Fältchen aufweisen. Bei ungenügendem Schlaf zeigte sich eine starke Reduzierung der nächtlichen Reparaturmechanismen, was zu Feuchtigkeitsverlust und verringerter Regenerationsfähigkeit nach Sonneneinstrahlung führte. Die Schlecht-Schläfer wurden im Schnitt 4 Jahre älter geschätzt, wogegen die guten Schlummerer 8 Jahre jünger wirkten.

Wer also seiner Attraktivität, der Hautgesundheit und dem allgemeinen Wohlbefinden etwas Gutes tun will, der achtet auf ausreichend Schlaf und gute Schlafhygiene. Letztere wird erreicht durch das Verbannen aller technischen Geräte aus dem Schlafzimmer, eine gute Matratze, hochwertige und hautfreundliche Bettwäsche, eine gesunde Schlafumgebung durch frische Luft im Zimmer und entspannende Tätigkeiten wie Kurzmeditationen vor dem Zubettgehen.

Von Mikroplastik in Beauty-Produkten bis zu Tattoos

Die Idee hinter Cremes, Make-up, Permanent-Make-up und Tattoos ist bei den Nutzern im Regelfall die gleiche: die Attraktivität steigern und die Individualität unterstreichen. Doch vieles davon schadet mehr, als uns lieb ist. Angefangen bei Mikroplastik, das sich zuhauf in allen möglichen Kosmetikprodukten tummelt. Zurzeit heißt es, dass Mikroplastik auf der Haut keinen Schaden anrichtet. Allerdings ist die Studienlage dazu äußerst dürftig und abgesehen von der gesunden Vermutung, dass Plastikpartikel auf der Haut und in den Haaren alles andere als gesundheitsförderlich sind, schädigt Mikroplastik massiv unsere Umwelt.

Auch weitere Zusatzstoffe wie synthetische Duftstoffe können Entzündungen und Reizungen auf der Haut auslösen. Auch ein weiterer, viel diskutierter Inhaltsstoff vor allem von Deos ist Aluminium. Es ist noch nicht in Gänze geklärt, ob es Krebs auslöst, aber die Studienlage legt nahe, dass der stark schweißhemmende Stoff großen gesundheitlichen Schaden anrichtet.

Um unerwünschten Zusatzstoffen in Cremes, Shampoos und Make-up weitestgehend aus dem Weg zu gehen, ist es ratsam, Biokosmetik bzw. Kosmetikprodukte ohne Mikroplastik und aggressive Zusatzstoffe zu verwenden.

Weiter geht es mit Permanent-Make-up und Tattoos. Zu diesem Thema fehlen Langzeitstudien die zeigen, welche gesundheitlichen Auswirkungen vor allem die farbigen »Kunstwerke« auf der Haut haben. Fest steht, dass in Lymphknoten von Tätowierten immer wieder Farbpartikel gefunden werden und dass Tätowieren faktisch eine Verletzung der Haut mit anschließender Narbenbildung bedeutet. Entzündungen, allergische Reaktionen und die erschwerte Hautkrebsvorsorge sind auf jeden Fall zu bedenken, wenn Bilder, Zeichen und Buchstaben in der Haut verewigt werden sollen. Zumindest sollten Schwangere und Stillende sowie immunsystemgeschwächte Personen und Patienten mit einer Blutgerinnungsstörung von der Kunst auf der Körperoberfläche Abstand halten.

Gene und Hormone – programmierte Hautalterung

Ungefähr 20–30 % der altersbedingten Hautveränderungen werden durch genetische Faktoren bedingt. Es gibt Menschen, die trotz gesunder Lebensstilführung deutlich älter aussehen als ihre Altersgenossen. Das kann an der genetischen Veranlagung liegen. Eine Untersuchung in Sachen Gene und Alterszeichen brachte hervor, dass Testpersonen mit bestimmten Varianten eines Gens im Durchschnitt 2 Jahre älter aussehen, unabhängig von Alter, Hautfarbe oder Geschlecht. Das Gen heißt MC1R. Es ist auch für die Hautfarbe und die Hautbräunung mit verantwortlich.

Und auch die hormonellen Veränderungen im Alter spielen eine wichtige Rolle bei der individuellen Hautalterung. Durch eine verminderte Sekretion von Hormonen, wie z.B. Melatonin, Testosteron bei Männern sowie Östrogen und Progesteron bei Frauen, treten vermehrt Hauttrockenheit und -schlaffheit, eine bis zu 5 %ige Reduktion der Epidermisdicke und eine bis zu 30 %ige Abnahme der Dermisdicke auf. Die Hautelastizität verringert sich und eine allgemeine Blässe entsteht durch eine reduzierte kapillare Blutströmungsgeschwindigkeit. Bei Frauen ist außerdem zu beobachten, dass in der Menopause die Abnahme des Kollagens in der Haut parallel zur Abnahme der Knochendichte verläuft.

Der „radikale Hauttest"

Testen Sie selbst, wie es um Ihren persönlichen Zellschutz vor oxidativem Stress steht. Je höher die Punktzahl ist, die Sie erreichen, desto dringender haben Ihre Zellen und Ihre Haut es nötig, dass Sie freie Radikale reduzieren und Ihren Körper mit Antioxidanzien auffüllen:

Fragen	nein	gelegentlich bzw. selten	ja bzw. häufig	persönliche Punktezahl
Rauchen Sie?	☒	1	2	0
Trinken Sie Alkohol?	☒	1	2	0
Ernähren Sie sich einseitig?	☒	1	2	0
Essen Sie tierische Produkte wie Fleisch und Milchprodukte?	0	☒	2	1
Essen Sie Süßigkeiten und Fertigprodukte?	☒	1	2	0
Essen Sie Gemüse und Obst?	2	1	☒	0
Essen Sie Keimlinge, Nüsse und Samen?	2	1	☒	0
Trinken Sie gezuckerte Getränke (Cola, Limonade etc.)?	☒	1	2	0
Betreiben Sie moderaten Ausdauersport?	2	☒	0	1
Nehmen Sie Medikamente ein (Blutdrucksenker, Hormone etc.)?	☒	1	2	0
Leben Sie in einer Umgebung, mit sauberer und frischer Luft?	2	1	☒	0
Sind Sie vermehrt UV-Strahlen ausgesetzt (Sonnenstrahlung, Solarium)?	0	1	☒	2
Sind Sie im Alltag gestresst?	0	1	☒	2
Summe				6

Gegen die Gene und den hormonellen Lauf des Lebens können wir leider wenig ausrichten. Allerdings sind es ja nur zu 20–30 % unsere Gene, die die Haut alt werden lassen. Der Rest, inklusive einer gesunden Regulierung des Hormonhaushaltes, lässt sich durch eine gesunde Ernährung gepaart mit wenig Hautgiften von uns sehr gut steuern in Richtung schöner, strafferer und abwehrstarker Haut.

Dazu eine kleine Anekdote am Rande von Martina Huber.

Der Urlaub als effektiver Beauty-Killer

Einen Teil des Beauty-Buches schrieb ich in meinem Urlaub zum Jahreswechsel auf den Kanaren. Angenehme 22 °C und mindestens 10 Sonnenstunden am Tag sollten, gepaart mit Ruhe und Zeit mit meinem Partner, die optimale Grundlage dafür sein, an dem Buch zu schreiben. Was mir vorab allerdings nicht so klar war: Ich befand mich damit mitten im Mekka sämtlicher Schönheitsvernichter! Da ich es so stressfrei wie möglich wollte, quartierten wir uns für eine Woche lang in einem All-inclusive-Hotel ein. Das heißt im Klartext: Es gibt nur acht Stunden lang nichts zu essen – und diese acht Stunden waren nachts. Ansonsten lockten unablässig prall gefüllte Buffets. Schon morgens ging es los mit Köstlichkeiten aus Eierspeisen, unterschiedlichsten Gebäcken und Kaffee in rauen Mengen. Das ließ mich schon am Morgen ganz schön ins Rudern kommen, um dem Darm und der Haut etwas Gutes zu tun in Form von Obstsalat. Weiter ging es mittags mit allen möglichen spanischen Delikatessen wie Paella und Tapas aller Art. Hinzu kam noch die Pasta- und Pizzaecke, die nur umgänglich war, indem der Teller schon in weiser Voraussicht mit massenhaft Salat und Grillgemüse überladen wurde. Ich habe es aber dennoch so gut wie immer geschafft, mindestens einen Löffel Penne darauf zu drapieren. Am Nachmittag war Relaxen auf der Pool-Terrasse angesagt. Und was gibt es Fataleres für die Haut als angenehmes Sonnenwetter, einen wolkenfreien Himmel und leichten Wind, der einen nicht bemerken lässt, dass die ungecremte Haut eigentlich schon nach 15 Minuten Sonnenbad am Grillen ist. Und wer sich dann noch in den gechlorten Pool begibt, wird mit strohigen Haaren und einer ausgetrockneten Runzelhaut belohnt. Damit der Urlaub eine genüssliche Abwechslung vom Alltag darstellt, ist Alkohol in Form eines eisgekühlten Biers oder eines süßen Fruchtcocktails genau das Richtige, um sich von den Schikanen des Lebens zu distanzieren und abzuschalten. Und ist die Lust auf alkoholische Getränke nicht groß, so bleiben immer noch Eiskaffee und Eisschokolade mit der gehörigen Portion Sahne, um den Tag zu genießen – koste es die Haut, was es wolle! Bei so vielen Getränken bleibt dann häufig auch nicht mehr viel Platz und Lust für Wasser. Wieso auch, das Durstgefühl wurde schon längst unter den Stücken Nachmittagskuchen erdrückt. Immerhin hatten wir mit viel Elan und guten Vorsätzen ein Hotel mit einem schönen Fitnessstudio gebucht, damit die Bewegung zumindest nicht auf der Strecke bleibt. Aber nach dem vielen Essen und dem Entspannen am Pool ist so gut wie keine Energie mehr für Sport übrig. Naja, auch O. K., es ist ja schließlich Urlaub! Endlich rückt der Abend näher. Zeit, um die sonnenverbrannte Gesichtshaut mit massenhaft Make-up zuzukleistern. Und dann geht es endlich zum Buffet – mal wieder. Und selbst Vegetariern ist es möglich, sich ganz und gar von gesundem Gemüse fernzuhalten. Die »Helfer« dabei sind Brot, Käse, Pommes usw. Und wenn sich doch Gemüse auf dem Teller findet, dann ist es im Regelfall paniert und frittiert – somit haben auch die übrig gebliebenen Vitamine keine Chance mehr, etwas für den Teint zu tun. Danach geht's an die Bar und der Alkohol fließt fröhlich weiter. Dadurch wird die Tanzlust erweckt und es wird bis tief in die Nacht das Leben gefeiert. Gefühlte drei Stunden später nach eher wenig erholsamem Schlaf auf der ungewohnten Matratze sitze ich senkrecht im Bett und höre den jungen Familien um unser Zimmer herum – links, rechts, unter und über uns – dabei zu, wie sie sich lautstark fürs Frühstück fertig machen.

Nächtlicher Dornröschenschlaf ade und hallo morgendliches Knittergesicht. Aber was soll ich sagen, die jungen Eltern sahen auch ziemlich alt aus. Sie hatten sich vermutlich mehr Erholung erhofft und bekamen auch wenig Schlaf durch überdrehte und zuckerdynamisierte Kinder, denen der tägliche Rhythmus fehlte, wodurch der Schlaf für sie wohl auch überflüssig wurde.

Und wer dann noch Raucher ist, hat alle Beauty-Killer im Urlaub vereint. Denn wo raucht es sich schöner als auf der Abendterrasse mit Blick aufs Meer und einem feinen Tröpfchen in der Hand – und so gar keinen Termin am nächsten Tag im Nacken.

O.K, zugegeben, ich habe nicht alle Beauty-Killer am eigenen Leib erlebt, aber hautnah bei den anderen Gästen mitangesehen. Und so lautet mein Fazit, dass so ein beliebter »All-inclusive-Erholungs-Urlaub« mit Sonne, Essen und Trinken satt, alles andere als erholsam ist. Für mich war es tatsächlich erschreckend, wie viel Stress, Belastung und Schädigung der Organismus mitsamt der Haut in dieser Auszeit vom Alltag aushalten muss. Einer Zeit, die eigentlich zum Auftanken und Regenerieren dienen soll.

Erkrankungen und Mangelerscheinungen der Haut

Die allermeisten Erscheinungen auf der Körperoberfläche sind nicht einzig und allein reine Hautsachen. Erkrankungen wie Neurodermitis oder Schuppenflechte haben einen starken Bezug zum Darm. Oder Hautpilze entwickeln sich meist dann, wenn das Immunsystem nicht in der Lage ist, sich gegen diese adäquat zur Wehr zu setzen. Deswegen hat es meist keinen Sinn, nur an der Oberfläche mittels Cremes, Tinkturen, Anwendungen etc. zu arbeiten, um das Hautbild zu verbessern, sondern der ganze Organismus muss entlastet und gestärkt werden.

Dafür eignet sich Basenfasten und eine anschließende basenreiche Ernährung hervorragend. Zusätzlich können die belasteten Organe mit dem gezielten Einbauen von Lebensmitteln, die besonders positiv auf sie wirken, unterstützt werden. Das bedeutet für den Darm und seine Schleimhaut viel resistente Stärke (z. B. in Pellkartoffeln und Bananen), für die Haare und Nägel Lebensmittel wie gekeimte Hirse oder Petersilie wegen des enthaltenen Siliziums oder für das Immunsystem reichlich Vitamin C in Form von Zitrusfrüchten.

Da es unzählige krankhafte Hauterscheinungen gibt, können wir im Rahmen dieses Buches nicht auf alle eingehen. Dennoch sind wir davon überzeugt, dass das Basenfasten bei sämtlichen Hautproblemen hilfreich sein kann. Denn was den Körper stärkt, entsäuert und ihn mit Vitalstoffen versorgt, unterstützt auf jeden Fall die Haut, egal mit welcher Problematik sie belastet ist.

Neurodermitis

Die Neurodermitis ist eine nicht ansteckende Hauterkrankung, die mit schuppenden, roten, manchmal nässenden und juckenden Ekzemen auf der Haut in Erscheinung tritt. Früher wurde angenommen, dass eine Entzündung der Nerven ursächlich sei, was der Erkrankung ihren Namen gab. Diese These ist inzwischen widerlegt, wobei die Überlegung bei genauerer Betrachtung nicht komplett von der Hand zu weisen ist. Betroffene haben häufig Schübe in sehr stressigen und nervenaufreibenden Lebenssituationen oder bekommen sie genau dann, wenn das Nervensystem einmal durch Urlaub und Alltagsauszeiten etwas Ruhe bekommt. Also so ganz unbeteiligt scheinen die Nerven doch nicht zu sein.

Die Ursache ist noch nicht wirklich bekannt, erbliche Veranlagung, Allergien, Infektionen usw. stehen in Verdacht, diese Erkrankung auszulösen. Inzwischen wird auch ein gestörtes Mikrobiom des Darms

diskutiert und in der Tat sehen wir häufig eine Verbesserung des Ekzems, wenn der Darm mit seinen Bewohnern mit gesunder Ernährung wieder ins Gleichgewicht gebracht wird.

Viele verdächtige Nahrungsmittel, die Menschen mit Neurodermitis schaden, sind beim Basenfasten auf der roten Liste. Dazu zählen Milch und Milchprodukte, Zucker, Weizen, Fleisch und Eier. Ein Basenfasten kann schon allein dadurch, dass diese Produkte in der Zeit nicht gegessen werden, das Hautbild verbessern. Womit Betroffene beim Basenfasten etwas zurückhaltender umgehen sollten, sind Zitrusfrüchte, Sellerie, Erdbeeren, Tomaten und Paprika – alles zwar basisch, aber häufig reagiert das Ekzem verstärkt darauf.

Zusätzlich begünstigt das Nutzen von hochwertigen Pflanzenölen mit vielen ungesättigten Fettsäuren das Abheilen der betroffenen Hautstellen. Davon finden sich reichlich in der basischen Kost in Form von z. B. Lein- oder Hanföl.

Schuppenflechte

Die Schuppenflechte ist eine systemische Autoimmunerkrankung, die sich auf der Haut mit stark schuppenden Hautstellen (v. a. an Knien, Ellbogen und Kopfhaut), die stark jucken können, zeigt. Auch diese Erkrankung kann sich durch unpassende Ernährung verschlechtern. Genau wie bei Neurodermitis sollte auch bei Schuppenflechte auf Milch und Milchprodukte, Zucker, Weizen, Fleisch und Eier verzichtet werden. Vor allem sehr fettreiches Fleisch bekommt den Betroffenen gar nicht, weshalb bei der basenreichen Ernährung auch weiter empfohlen wird: wenn tierische Produkte, dann nur magere.

Beim Basenfasten selbst ist es ratsam, Zitrusfrüchte nur in kleinen Mengen hinzuzunehmen. Die Schuppenflechte reagiert sehr gut auf hochwertige Pflanzenöle und Gewürze bzw. Kräuter wie Rosmarin, Basilikum, Nelke, Chili und Ingwer.

Haut- und Nagelpilze

Ein Hautpilz kann sich auf jeder Hautstelle zeigen und es gibt unterschiedlichste Erreger. Von rissiger Haut über Schuppen, entzündliche Bläschen und Juckreiz kann sich der Pilz in unterschiedlichen Formen zeigen. Manche Pilze greifen auch die Schleimhaut an, wie z. B. der Hefepilz Candida albicans. Dieser Pilz findet sich häufig bei Gesunden auf der Haut, im Genital-, Mund- und Darmbereich. Alles kein Problem, solange das Immunsystem abwehrstark ist und der Pilz nicht überhandnimmt.

Wird der Pilz aber mit vielen kurzkettigen Kohlenhydraten in Form von Weißmehl und Zucker »gefüttert«, so kann er sich im Darm sehr stark ausbreiten. Und ist der Körper abwehrgeschwächt durch chronische Krankheiten oder Stress, so kann es auch zu Pilzerkrankungen auf der Haut kommen. Diabetes mellitus und Übergewicht sowie Durchblutungsstörungen gelten neben einer Immunschwäche als allgemeine Risikofaktoren für Haut- und Nagelpilze.

An den Fußnägeln zeigt sich ein Befall durch gelblich verfärbte, verdickte und brüchige Nägel. Wer an Pilzen oder Pilzanfälligkeit leidet, sollte beim Basenfasten die erlaubte Menge an Obst nicht überschreiten, denn der enthaltene Zucker kann dem Pilz als Nahrung dienen. Ratsam sind vor allem viele Sprossen (Brokkoli, Radieschen), die viel Vitamin C mitbringen und dem Immunsystem dadurch Unterstützung bieten.

Cellulite?!

Nicht wirklich eine Erkrankung, aber dennoch eine sehr unliebsame Hauterscheinung mit delligen, nicht entzündlichen Veränderungen des Unterhautfettgewebes, vor allem an Oberschenkeln und Gesäß. Aktuell gibt es noch keine wissenschaftlichen Belege dafür, dass eine latente Übersäuerung diese unschönen Fettposter-Schoppungen zusammen mit einer gestauten Lymphe begünstigen. Doch die jahrelange Erfahrung zeigt, dass bei Cellulite mit Basenfasten und basenreicher Kost das Bindegewebe anscheinend so stark entlastet werden kann, dass es zu einer deutlichen Verbesserung des Hautbildes kommt. Allein schon die Erkenntnisse über verzuckerte Kollagenfasern (Seite 35) zeigen deutlich, dass eine zuckerhaltige, säurebildende Ernährung die Dellen stärker werden lassen muss. Bei Cellulite ist vor allem auch die Körperbürstung (Seite 83) ein effektives Mittel zur Hautverbesserung. Die tägliche Bürstung schiebt die gestaute Lymphe sanft weiter und verbessert somit den Abtransport von Stoffwechselendprodukten im Bindegewebe.

Brüchige Nägel und sprödes Haar

Sie blättern ab, reißen ein und sehen häufig so gar nicht attraktiv aus – brüchige Nägel. Und wenn sprödes Haar dazukommt, ist der Beauty-Frust komplett. Beides kann ein Zeichen von Vitalstoffmangel sein. Ein Mangel an Vitamin A, B und C, Silizium und Eisen zeigen sich häufig zu Beginn an den Hautanhangsgebilden, denn der Körper versorgt erst innere Organe und wichtigere Körperstrukturen, bevor die »Anhängsel« noch etwas abbekommen. Bei einer unausgewogenen Ernährung kommt es dann schnell mal zu Engpässen für Haare und Nägel. Ein Basenfasten ist reich an Vitalstoffen und wirkt damit positiv auf beide, was sich in erhöhter Festigkeit, besserer Elastizität und Glanz widerspiegelt.

Vor allem siliziumreiche Lebensmittel wie gekeimte Hirse, gekeimter Quinoa, Kartoffeln und Petersilie versorgen Haare und Nägel mit dem wichtigen Spurenelement.

Wie uns unsere Ernährung ins Gesicht geschrieben steht

Schon seit Jahrhunderten können geübte und erfahrene Therapeuten den Ernährungszustand unseres Körpers im Gesicht erkennen. Eine ungesunde Ernährung kann uns buchstäblich ins Gesicht geschrieben stehen. Die positive Nachricht: Eine gesunde Ernährung wird im Gesicht ebenso sichtbar. Also ein Grund mehr, für die Attraktivität gewisse Nahrungsmittel vom Speiseplan zu streichen oder zumindest nur noch in geringer Menge zu konsumieren.

»Zuckersüße« Gesichtszüge

Kurzkettige Kohlenhydrate aus vor allem verarbeiteten Nahrungsmitteln wie Weißmehlprodukten und Süßwaren verzuckern die Kollagenfasern der Haut. Tiefe Falten auf der Stirn, viele kleine Fältchen unter den Augen, Tränensäcke und ein fahler Teint können das Ergebnis davon sein.

Weizen-Gesicht

Vor allem Weizen, aber auch andere Getreidesorten bringen Gluten mit auf den Teller. Dieses Klebereiweiß kann Entzündungen im Körper auslösen. Rötungen der Wangen, Unreinheiten im Gesicht und Aufgedunsenheit können durch ein Übermaß an Getreide zustandekommen.

Vitamin-Mangler

Ausgeprägte Krähenfüße können ein Zeichen von Vitamin-B_2-Mangel sein. Vitamin B_2 findet sich in der basischen Kost vor allem in Mandeln. Dünner werdendes Haar kann seinen Ursprung in einem Vitamin-C-Mangel haben, und rissige Lippen sind nicht immer ein Zeichen von Wassermangel, sondern sie können durch eine ungenügende Versorgung mit Vitamin B_6 hervorgerufen werden. Dies ist vor allem in Kartoffeln reichlich vorhanden.

Milchbubi

Die weiße Flüssigkeit ist alles andere als ein Schönheitselixier für unser Gesicht. Der enthaltene Milchzucker begünstigt Schwellungen rund um die Augen und dunkle Augenringe. Durch die enthaltenen Hormone in der Milch kann es zu einer erhöhten Talkproduktion kommen, die Pickel und Mitesser begünstigt.

Alkoholisches Gesicht

Wenn der Alkoholkonsum überhandnimmt, führt dies zwangsläufig zu erweiterten Äderchen im Gesicht. Rote Wangen, eine knollig wirkende Nase, erweiterte Poren und Hauttrockenheit können die Folge von »Zuviel im Glas« sein.

Akne kann auf Organprobleme hinweisen

Akne kann viele Auslöser haben, wie z. B. einen unausgeglichenen Hormonhaushalt oder eine allgemeine latente Übersäuerung des Körpers. Unterschiedlich betroffene Gesichtsregionen können zusätzlich Aufschluss über belastete Organstrukturen geben.

Akne auf Stirn und Nase kann auf das Herz hinweisen. Vor allem Fette und Proteine tierischer Herkunft können das Herz-Kreislauf-System belasten. Stress im Alltag verstärkt die Belastung noch zusätzlich. Dagegen helfen Bewegung an der frischen Luft, Ausdauersport und eine ballaststoffreiche Ernährung. Denn unverdauliche Pflanzenfasern, z. B. von Gemüse und vor allem Sprossen und Keimlingen, binden Cholesterin im Darm. Dieses wird dann vermehrt ausgeschieden, was die Blutfette senkt.

Akne um die Augen kann auf überlastete Nieren hindeuten. Um die unschönen Hautveränderungen loszuwerden, ist vor allem eines wichtig: Wasser trinken, Wasser trinken, Wasser trinken, und das am besten über den ganzen Tag verteilt.

Akne zwischen den Augenbrauen verweist häufig auf eine Leberproblematik. Um das Entgiftungsorgan zu entlasten, sollte man auf Alkohol und weitere Giftstoffe weitestgehend verzichten. Auch ein erhöhter Konsum von Fruchtzucker setzt der Leber auf lange Sicht gesehen zu. Vor allem Fertigprodukte, Süßwaren und verarbeitete Nahrungsmittel enthalten häufig ein Übermaß an zugesetztem Fruchtzucker. Um also den Pickeln in der Augenbrauenregion entgegenzuwirken, ist es sinnvoll, vor allem natürliche und unverarbeitete Lebensmittel zu konsumieren.

Akne an den Wangen kann sich bei einer gestörten Lungenfunktion zeigen. Atemübungen, Spaziergänge an der frischen Luft und vitaminreiche Kost können hier Abhilfe schaffen.

Akne am Kinn ist häufig ein Hinweis auf ein gestörtes Hormonsystem und/ oder eine Störung des Darms. Hier sind vor allem ausreichend Schlaf und eine darmfloraförderliche Ernährung mit vielen Pflanzenfasern unterstützende Maßnahmen.

Akne am Dekolleté weist auf ein geschwächtes Immunsystem hin. Lebensmittel mit vielen Antioxidanzien sowie Stressabbau können bei dieser Form der Akne besonders nützlich sein.

Unsere **Ernährung**: das A und O für **schöne Haut**

Die tägliche Ernährung ist ein Dreh- und Angelpunkt für die Schönheit und Gesundheit unserer Haut und ihrer Anhangsgebilde wie Haare und Nägel. Es ist nicht nur so, dass basen- und vitalstoffreiche Lebensmittel die ausreichende Versorgung der Hautzellen selbst gewährleisten, sondern schon bei der Gesundheit unserer inneren Organe fängt das eigentliche Schönheitsprogramm an. Überladen wir unseren Körper mit freien Radikalen, verzuckern wir unser Kollagen mit zuckerhaltigen Speisen, verderben wir unser Mikrobiom des Darms mit Fertigprodukten und trocknen wir von innen heraus durch zu viel Salz und zu wenig Wasser aus, dann wird keine Wellnessanwendung der Welt, keine neuartige Creme – sei sie noch so reichhaltig an Inhaltsstoffen – und kein teures Nahrungsergänzungsmittel dabei helfen, einen strahlenden Teint und ein attraktives Aussehen zu zaubern.

Was hat die Haut mit dem Säure-Basen-Haushalt zu tun?

In Hautsachen sind zwei Aspekte des Säure-Basen-Haushalts zu beachten: zum einen die Säure-Basen-Balance im Körperinneren und zum anderen der Haut-pH-Wert. Der Organismus hat unterschiedliche pH-Werte, die für das gesunde Funktionieren der einzelnen Organe mit ihren Stoffwechselvorgängen und Enzymaktivitäten wichtig sind. Der physiologische pH-Wert der Magensäure z. B. liegt bei 1–3, also sehr sauer. Das ist wichtig, um vor allem Bakterien und Viren, die über die Nahrung aufgenommen werden, abzutöten.

Ein pH-Wert von 1–6,9 ist sauer, 7 ist neutral, 7,1–14 ist basisch. Der pH-Wert von Blut liegt zwischen 7,37–7,43 und muss immer konstant gehalten werden, ansonsten drohen ernsthafte akute gesundheitliche Probleme. Um die einzelnen pH-Werte im Körper aufrechtzuerhalten, verfügt er über unterschiedliche Regulierungsmechanismen, z. B. über die Nieren, die Lunge, den Darm, die Knochen usw. Die sogenannte Pufferkapazität des Körpers gewährleistet, dass überschüssige Säuren ausgeglichen werden. Herrscht allerdings langfristig ein Überschuss an Säuren, dann kommt das Selbstregulierungssystem nicht mehr dagegen an. Eine chronische Übersäuerung mit vielen negativen Folgen für alle Organe ist die Folge.

Der Organismus verschiebt die Säuren ins Bindegewebe und lagert sie dort ein. Dadurch wird das dort gespeicherte Wasser verdrängt, die Wasserbindungsfähigkeit geht verloren und die Fähigkeit, Vitalstoffe in die Haut aufzunehmen, nimmt ab. Die Folgen: Hauttrockenheit, Elastizitätsverlust, Entzündungen, Hautirritationen bis hin zu chronischen Hautkrankheiten. Zusätzlich wirken die überschüssigen Säuren als Mineralstoffräuber, denn vor allem Magnesium, Kalium und Kalzium werden vom Organismus genutzt, um Säuren abzupuffern und zu neutralisieren. Diese Mineralstoffe fehlen dann schlussendlich der Haut.

Ein Basenfasten mit anschließend basenreicher Ernährung kann die gesunde Säure-Basen-Balance im Körper wieder herstellen, eingelagerte Säuren können abgepuffert werden und die Haut kann sich regenerieren.

Der pH-Wert der Haut selbst wird durch das Basenfasten auch positiv beeinflusst. Da die Haut auch ein Ausscheidungsorgan ist, ist sie vor allem durch Schweißbildung daran beteiligt, die innere Säure-Basen-Balance aufrechtzuerhalten. Je mehr die innere Balance durch säurebildende Lebensmittel im Inneren gestört wird, desto mehr muss die Haut auch über den Schweiß versuchen, abzupuffern. Wie schon erwähnt, benötigt die Haut den Säureschutzmantel am Tage dafür, sich vor Krankheitserregern zu schützen. Doch wenn sie des Nachts weiter durch ihre Ausscheidungsaktivität im stärker sauren Milieu bleibt, dann bleibt die Regeneration auf der Strecke. Das Basenfasten entlastet die Haut, was ihre Ausscheidungsarbeit betrifft, denn es fallen nicht so viele Säuren im Körper an. Neben der basischen Entlastung von innen hilft auch ein Pflegeprogramm von außen, das sich genau dem gesunden und ausbalancierten Tages- und Nachtrhythmus des Haut-pH-Werts anpasst.

Der Klassiker des Basenfastens in dieser Beziehung ist das Basenbad. Es stellt das Minimum an basischer Körperpflege während einer Basenfastenkur dar. Neben dem Bad gibt es viele weitere Pflegemöglichkeiten, um die Haut während und nach dem Basenfasten optimal zu unterstützen. Neben der Pflicht gibt es immer auch die Kür. Und das ist in Hautsachen und Basenfasten die speziell entwickelte Wacker-Balance-Kosmetik.

Wacker-Balance-Kosmetik

Das Basenfasten – die Wacker-Methode – ist grundsätzlich das Fasten mit Obst und Gemüse. Der Kern des Fastens ist vor allem der Genuss von basischen Lebensmitteln. Allerdings macht das allein das Basenfasten noch nicht komplett zu einem ganzheitlichen Gesundheitserlebnis. Erst das Einhalten der 7 Basics (Seite 72) und der 10 Wacker-Regeln (Seite 80) macht es zu einem unschlagbaren Konzept in Sachen Entsäuerung, Entlastung und Entspannung. Basic Nummer 7 befasst sich mit der Entspannung. Darin enthalten – neben Entspannungsübungen – sind gezielte Körperanwendungen wie Massagen, Leberwickel und Basenbäder. Eine Basenfastenkur nach Wacker legt jedem Fastenden ans Herz, während der Kur Leberwickel und Basenbäder als Unterstützungsmaßnahmen während der Fastenzeit zu nutzen. Diese Anwendungen könnte man als Pflicht ansehen – und nun kommen wir zur Kür: dem Wacker-Körperprogramm mit der Wacker-Balance-Produktlinie. Das Programm und auch die Kosmetik wurden speziell dafür entwickelt, die Haut optimal bei ihrer Säure-Basen-Balance und in ihrer Ausscheidungsfunktion zu unterstützen. Das Programm kann über eine Basenfastenkur hinaus in den Alltag zur allgemeinen Körperpflege genutzt werden. Die Ergebnisse sind eine geschmeidige, abwehrstarke und straffe Haut und ein entspanntes und angenehmes Körpergefühl.

Unsere Philosophie, die mit neueren wissenschaftlichen Erkenntnissen übereinstimmt: Produkte für die Reinigung der Haut erfordern einen basischen pH-Wert, um die Reinigungs-und Ausscheidungsprozesse anzuregen. Produkte zum Schutz und zur Pflege der Haut für den Tag benötigen einen sauren pH-Wert. Für die Nacht gilt es, die Reparatur-und Ausscheidungstätigkeit der Haut zu unterstützen, indem man die Haut nur reinigt, aber danach keine »saure« Creme anwendet, was den Ausscheidungsprozess wieder blockieren würde. Der pH-Wert der Wacker-Balance-Produkte ist daher weder nur basisch noch nur sauer, sondern hängt von der Funktion des jeweiligen Produkts ab. Die Produkte sind selbstverständlich

— ohne Parabene
— ohne Silikone
— ohne Mineralöl
— ohne synthetische Duftstoffe

Wacker-Balance-Körperpeeling

Peeling Dieses Peeling mit natürlichen Substanzen und Peelkörpern aus Lavaerde in dichter Konzentration befreit die Haut sanft, aber intensiv von Verhornungen und unterstützt mit seinem pH-Wert von 7,5–8 die Ausscheidungsprozesse der Haut.

Durch das Einreiben und das damit erfolgende Abtragen der alten Hautschuppen wird die Haut zur besseren Durchblutung angeregt. Die Ausscheidung über die Haut, aber auch die Aufnahme von Pflegesubstanzen wird damit verbessert.

Die Haut ist danach gut durchblutet und perfekt auf die Pflege vorbereitet. Das cremig-softe Körperpeeling verteilt sich leicht auf der Haut und bildet mit etwas Wasser einen zarten, cremigen Schaum. Sonnenblumenöl, Lupinenprotein und botanisches Silizium aus Schachtelhalm machen das Körperpeeling zu einem besonderen Pflegeerlebnis.

Das Peeling kann morgens und abends verwendet werden. Aufgrund der unterschiedlichen Aktivitäten der Haut zu den verschiedenen Tageszeiten sind die folgenden Anwendungsempfehlungen zu beachten.

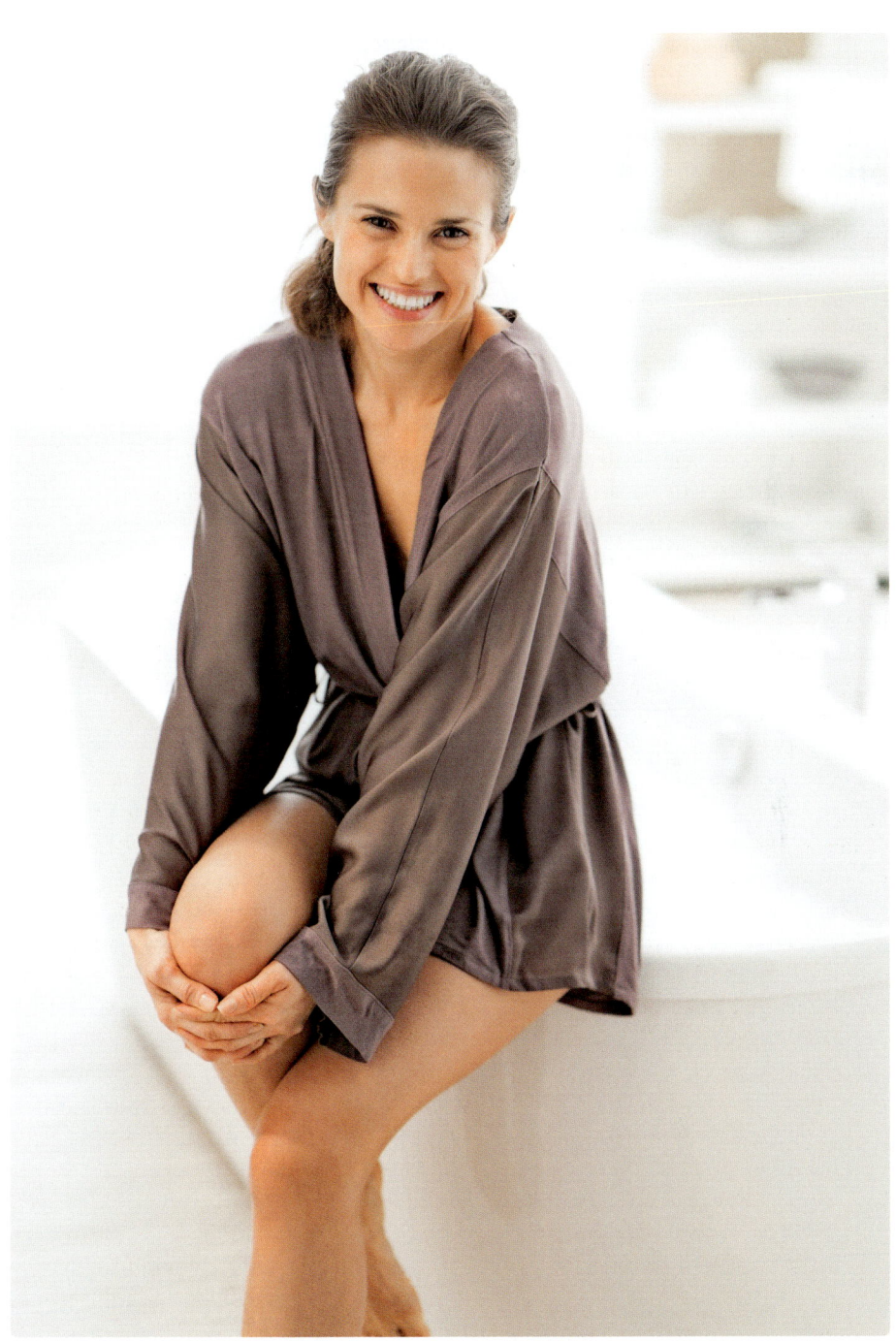

Tagsüber Bei der Anwendung des Peelings am Tag empfehlen wir, nach dem Abwaschen des Peelings die Wacker-Balance-Körperlotion aufzutragen, um die Haut tagsüber zu schützen.

Dazu die Haut mit einem Schwamm oder einem Waschhandschuh anfeuchten. Etwas Peeling in die Handfläche geben, auf dem gesamten Körper (außer Kopf- und Genitalbereich) kreisförmig verteilen und sanft einmassieren. Kurz einwirken lassen und danach gründlich mit warmem Wasser abduschen. Anschließend mit der Körperlotion eincremen. In den Wacker-Hotels wird nach dem Peeling eine wohltuende Massage mit der Körperlotion durchgeführt.

Abends Wer die Ausscheidungsfähigkeit der Haut stärker anregen möchte, sollte das Peeling abends anwenden und danach keinerlei Pflegeprodukte auftragen. So kann das Peeling über Nacht nachwirken. Ideal ist es, das Peeling vor dem Schlafengehen wie oben beschrieben aufzutragen, kurz einwirken zu lassen und danach gut warm abzuduschen.

Wie oft? Wir empfehlen, das Körperpeeling einmal in der Woche anzuwenden. Durch den doppelten Effekt des Peelings, der Reinigung und der Ausscheidungsförderung, ist das Körperpeeling zudem besonders zu Beginn einer Basenfastenkur empfehlenswert.

Wacker-Balance-Duschgel

Das Duschgel für die tägliche Reinigung sorgt mit einem pH-Wert von 7–7,5 für eine gute Säure-Basen-Balance der Haut. Das zart schäumende Duschgel reinigt die Haut, ohne sie auszutrocknen. Lupinenprotein und botanisches Silizium aus

Erfahrungen mit Wacker-Balance-Produkten

Die 20-jährige Laura leidet schon seit mehreren Jahren an immer wieder auftretenden Unreinheiten und Pickeln im Gesicht, am Oberkörper und an den Oberschenkeln. Eine Basenfastenkur kam für sie nicht infrage, da es Lernstress, Umzugspläne und familiäre Themen im Alltag nicht hergaben, eine Kur in Ruhe durchzuführen. Einmal wöchentliche Basenbäder verbesserten das Hautbild ein wenig, aber der Erfolg war nicht von Dauer. Sie nutzte dann zusätzlich täglich das Wacker-Balance-Duschgel und peelte einmal wöchentlich abends die Haut mit dem Wacker-Balance-Peeling. Schon nach einer Woche war eine deutliche Verbesserung des Hautbildes sichtbar und entzündete Pickel wurden deutlich weniger. Nach sechs Wochen mit den Produkten waren die Unreinheiten um ca. 60 % verbessert und das Auftreten der Pickel, vor allem während der Menstruation, sank auf ein Minimum. Sie berichtete außerdem, dass sich die Haut zarter, durchbluteter und allgemein beruhigter anfühlt.

Schachtelhalm pflegen die Haut schon bei der Reinigung. Wertvolle ätherische Öle machen die tägliche Dusche zu einem besonderen Erlebnis für Körper und Seele.

Anwendung Bei Anwendung am Morgen empfehlen wir, den Körper nach der Dusche mit Wacker-Balance-Körperlotion einzucremen. Bei Anwendung am Abend wird die Haut nach dem Abspülen des Duschgels nur abgetrocknet und nicht eingecremt. Der leicht basische pH-Wert des Duschgels kann so dafür sorgen, dass die Hautausscheidung über Nacht angeregt wird.

Wacker-Balance-Körperlotion

Die zart schmelzende Lotion mit pH 5,5 zieht schnell in die Haut ein und hinterlässt ein intensives Pflegegefühl, das lange anhält. Lupinenprotein unterstützt die natürliche Restrukturierung der Haut, reduziert den Feuchtigkeitsverlust und regeneriert die Schutzfunktion der Haut. Das haben In-vitro-Studien belegt. Bereits 14 Tage nach der ersten Anwendung ist die Oberfläche der Haut, bei einer zweimal täglichen Anwendung, deutlich geglättet.

Silizium (aus Schachtelhalm) ist allgemein bekannt für seine Struktur gebende Wirkung, durch die das Bindegewebe seine elastische Stabilität erhält. Sheabutter und Sonnenblumenöl versorgen die Haut mit wichtigen Lipidkomponenten und hinterlassen ein samtiges Pflegegefühl.

Anwendung Die Körperlotion ist ideal für die tägliche Pflege nach der Dusche am Morgen, da sie mit ihrem pH-Wert von 5,5 die Haut vor den schädigenden Einflüssen des Alltags schützt. Besonders intensiv wirkt die Körperlotion als Körperpackung. Fragen Sie in Ihrem Basenfasten-Hotel danach.

Das Einreiben mit der Bodylotion empfehlen wir in sanft kreisenden Bewegungen und am besten auch von rechts unten nach links oben – so wird der Lymphfluss nochmals aktiviert wie auch beim Körperbürsten.

Für diejenigen, die keine Bodylotion benötigen, bietet sich dieses Produkt auch als reine Hand- und Fußcreme an, um kleine Schrunden und Risse (bitte nicht auf offene Hautstellen auftragen!) zu pflegen und geschmeidiger zu machen.

Beauty-Spitzenreiter für die Haut

Es wurden schon einige wunderbare Lebensmittel erwähnt, die dem Körper und der Haut während des Basenfastens guttun. Doch es gibt 10 Beauty-Spitzenreiter, die durch ihre Inhaltsstoffe besonders positiv auf unsere Haut wirken.

Kartoffeln

Kartoffeln sind schon immer die Lieblinge aller Basenfaster gewesen, weil sie satt machen und gut schmecken. Seit Low Carb und glykämische Last im Fokus vieler Menschen stehen, hat die Kartoffeleuphorie etwas nachgelassen. Zu Unrecht, wie wir meinen. Die so unbeliebten Kohlenhydrate der Kartoffel sind im Wesentlichen die Kartoffelstärke, die zu einem großen Teil aus resistenter Stärke besteht. Aus ihr entsteht die für die Ernährung der Darmwand und für das Immunsystem so wichtige Buttersäure (Seite 28). Gewiss ist resistente Stärke auch in den proteinreichen Hülsenfrüchten zu finden. Doch bei der Kartoffel gibt es noch eine Besonderheit. Sie enthält zwar schon sehr viel resistente Stärke im Rohzustand. Wenn sie gekocht wird, nimmt der Gehalt an resistenter Stärke ab. Wenn sie nach dem Kochen aber zügig abgekühlt wird, steigt der Gehalt an resistenter Stärke enorm an. Unser Tipp beim Basenfasten für Berufstätige war ja schon immer, sich einen Vorrat an gekochten Kartoffeln für den schnellen Hunger bereitzulegen. Diese können kalt z. B. in einem Kartoffelsalat verzehrt werden.

Und wer Kartoffeln aus Angst vor der glykämischen Last oder weil er Low Carb essen möchte, lieber weglässt, sollte sich die Bedeutung der Kartoffel für den Darm und für unser Nervensystem vielleicht noch mal auf der Zunge zergehen lassen.

Gekeimte Haferflocken

Hafer gehört zu den Getreidearten, die nahezu alles enthalten, was für eine gesunde Haut wichtig ist. Ein Müsli ohne Haferflocken ist für viele Menschen unvorstellbar und das ist auch gut so. Beim Basenfasten verwenden wir Hafer in gekeimter Form, damit er besser verdaulich ist und basischer wirkt.

Schon lange ist wissenschaftlich belegt, dass in Vollkorngetreide, also auch im Hafer, viele Mineralstoffe durch die darin enthaltenen Phytate gebunden werden, weshalb man zunehmend davor warnte, zu viel Vollkornprodukte zu essen. So ist bekannt, dass durch eine Ernährung, die reich an Vollkorngetreiden und Hülsenfrüchten ist, bis zu 45 % der Bioverfügbarkeit von Zink verloren gehen kann. Daher hat die Deutsche Gesellschaft für Ernährung (DGE) kürzlich die Referenzwerte von Zink und Vitamin B_6 an die Menge der täglichen Phytatzufuhr angepasst. Der Tagesbedarf für Zink liegt nun bei 8 mg für Frauen und 14 mg für Männer bei mittlerer Phytatzufuhr. Interessanterweise gibt es nirgends eine umfassende Tabelle für den Phytatgehalt in der Nahrung.

Der Zinkgehalt in ungekeimten Haferflocken beträgt 4,4 g/100 g. Für gekeimte Haferflocken liegen uns die Analysenwerte noch nicht vor. Übrigens: Der Vitamin-B_6-Gehalt von Hafer ist zu gering, um hier erwähnt zu werden.

Hafer ist zudem sehr kieselsäure- und eisenhaltig. 100 g Hafer decken ein Drittel des täglichen Eisenbedarfs von Frauen.

Was kaum Beachtung findet, ist der Fettgehalt von Hafer. Neben 4,5 % gesättigten Fettsäuren enthält er 2,5 % Linolsäure, eine einfach ungesättigte Fettsäure, die ein wesentlicher Bestandteil der Ceramide, insbesondere von Ceramid I, in der Hornschicht der Haut ist. Bei Linolsäuremangel kommt es zu trockener und schuppiger Haut. Natürlich enthalten Olivenöl und vor allem Sonnenblumenöl weitaus mehr Linolsäure, dennoch sind 2,5 % Linolsäuregehalt für ein Getreide sehr viel. Hafer hat von allen Getreidesorten den höchsten Fettanteil.

Auch der Eiweißgehalt von Hafer ist beachtlich. Je nach Sorte schwankt er zwischen 8 % und 12,5 %. Wer an Eiweiß denkt, denkt unwillkürlich an Fleisch, Wurst, Fisch, Käse und andere Milchprodukte. Dabei haben pflanzliche Lebensmittel einiges an Eiweiß zu bieten. Neben Hülsenfrüchten, die um die 20 % Eiweißgehalt aufweisen, warten auch einige Getreidesorten mit bemerkenswertem Eiweißgehalt auf. Und, wie schon lange von der Hülsenfrucht Soja bekannt, ist die Bioverfügbarkeit von pflanzlichem Eiweiß höher als von tierischem Eiweiß. Pflanzliches Eiweiß steht tierischem in nichts nach: Es enthält ebenso alle essenziellen Aminosäuren, also die, die wir über die Nahrung aufnehmen müssen.

Nicht ohne Grund ist Hafer damit ein wichtiges Basic für eine gesunde Ernährung. Das klassische basische Müsli nach Wacker enthält anstelle von Haferflocken gemahlene Erdmandelflocken. Ungekeimte Haferflocken gelten sowohl nach den alten Ragnar-Berg-Tabellen als auch nach Remer und Manz als Säurebildner. Da sie jede Menge wertvoller Mineralstoffe und B-Vitamine enthalten, bezeichnen wir sie jedoch als »gute Säurebildner«.

Gekeimter Buchweizen

Buchweizen ist ein Pseudogetreide und gehört zu den Knöterichgewächsen. Er stammt ursprünglich aus Asien, kam im 14. Jahrhundert nach Deutschland, war eine wichtige Grundnahrung, weil er auch auf kargen Böden wächst, und verlor mit der Verbreitung der Kartoffel im 18. Jahrhundert an Bedeutung. Als Getreideersatz galt er früher als »Arme-Leute-Essen«.

Da Buchweizen wie die anderen Pseudogetreide (z. B. Amaranth und Quinoa) glutenfrei ist, eroberte er vor einigen Jahren die Küchen von Menschen, die sich glutenfrei ernähren müssen oder wollen, zurück. Pseudogetreide finden auch zunehmend ihren Platz in der Gastronomie, wobei hier vor allem Quinoa immer beliebter wird. Die Vorteile dieser allesamt kleinen Körner gehen aber weit über die Glutenfreiheit hinaus. Buchweizen hat einiges zu bieten, weshalb es sich lohnt, ihn öfter auf den Speiseplan zu setzen.

Der Stärkekörper von Buchweizen ist recht klein, der Anteil an Mineralstoffen, Spurenelementen und Vitaminen dafür umso höher. Bemerkenswert ist dabei vor allem der Gehalt an Kalium: 390 mg/100 g. Im Vergleich dazu enthält die für ihren Kaliumreichtum bekannte Banane 370 mg Kalium/100 g. Auch der Eisengehalt von 3,5 g/100 g ist beachtlich, wenn auch nicht so hoch wie bei gekeimtem Hafer. Mit einem Zinkgehalt von 2,7 mg decken 100 g gekeimter Buchweizen ca. ein Drittel des Tagesbedarfs an Zink bei Frauen, ausgehend von einer mittleren Phytatzufuhr.

Durch das Keimen sinkt der Phytinsäuregehalt, der Mineralstoffgehalt steigt um 13–16 %. So haben die von uns in Auftrag gegebenen Analysen für Buchweizen erstaunliche Ergebnisse gezeigt. Der gekeimte Buchweizen enthielt

— 13 % mehr Kalzium
— 16 % mehr Kalium
— 15 % mehr Magnesium
    als der ungekeimte Buchweizen der gleichen Ernte.

Auch Enzyme, die Kohlenhydrate verdauen (Amylasen), entstehen beim Keimen und konnten in unseren Analysen nachgewiesen werden. Sie unterstützen unseren Körper bei der Verdauung. Mit gekeimtem Buchweizen tut sich daher unser Verdauungssystem viel leichter.

Die Spurenelemente Mangan und Molybdän, die ähnlich dem Zink für viele Enzymfunktionen wichtig sind, sind in Buchweizen in auffallend hoher Konzentration vorhanden.

Mit einem mittleren Eiweißgehalt von 10,4 % trägt der gekeimte Buchwei-

Die Top 10 Beauty-Wunder für Ihre Schönheit

Kartoffeln

sind die leckere und gesunde Grundlage jedes Basenfastens.

Gekeimte Haferflocken

sind echte Allrounder in Sachen schöne Haut.

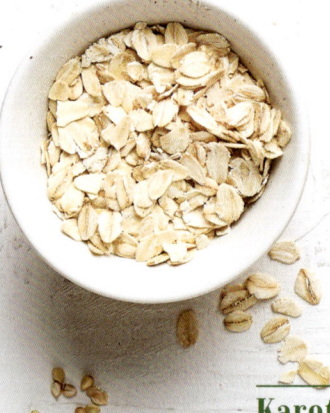

Gekeimter Buchweizen

ist extrem kaliumreich – super fürs Basenfasten.

Karotten

versorgen unsere Haut wunderbar mit dem wichtigen Vitamin A.

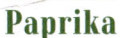

Paprika

ist aufgrund des Vitamin-C- und Kalium-
reichtums ein wahres Beauty-Wunder.

Mandeln

regenerieren unsere Haut.

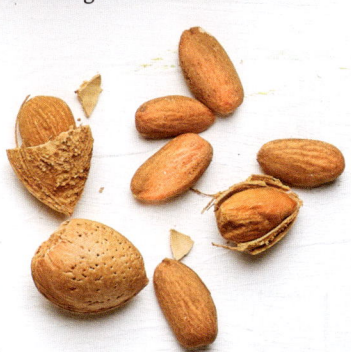

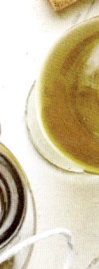

Kalt gepresste
Pflanzenöle

lassen unsere Schönheit erblühen.

Avocados

sind äußerlich und innerlich
angewendet Balsam für die Haut.

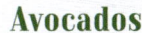

Paranüsse

bringen uns Selen, was Haare und Nägel
stärkt.

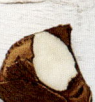

Granatapfel

wird nicht umsonst als Frucht der
Götter bezeichnet.

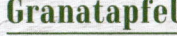

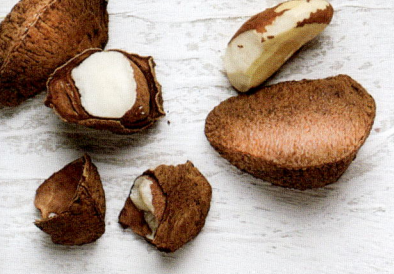

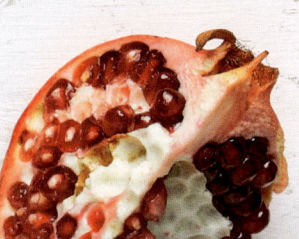

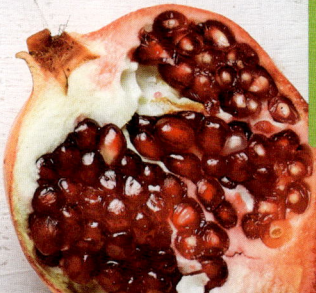

zen wesentlich zur Eiweißversorgung bei. Übrigens steht pflanzliches Eiweiß tierischem Eiweiß in nichts nach: Es finden sich in Buchweizen, in Hafer und auch in den Hülsenfrüchten alle essenziellen Aminosäuren, also die Aminosäuren, die wir Menschen mit der Nahrung aufnehmen müssen.

Wie alle Getreide und Pseudogetreide hat Buchweizen beim Basenfasten, also der 100 % basischen Ernährung, nichts zu suchen, es sei denn, er ist gekeimt. Im Vergleich zu Weizen, Roggen und Dinkel ist er allerdings weniger säurebildend und gilt aufgrund seiner beschriebenen Inhaltsstoffe als guter Säurebildner, der gern die basenreiche Ernährung ergänzen darf.

Karotten

Das feine Wurzelgemüse kommt inzwischen in den unterschiedlichsten Farben daher. Ob klassisch orange, erfrischend gelb oder betörend violett, die Karotte ist und bleibt ein wahrer Hit in Sachen basischer Ernährung. Was sie zu einem unserer Beauty-Spitzenreiter macht, ist der hohe Gehalt an Vitamin A.

Dieses Vitamin ist vor allem bekannt für die Förderung unserer Sehkraft. Doch auch unsere Haut kann gar nicht genug davon bekommen. Es steigert die Zellregeneration und bewirkt damit eine bessere Hautelastizität. Darum ist es nicht verwunderlich, dass sich ein Vitamin-A-Mangel in Form erhöhter Faltenbildung, trockener Haut und vermehrter Schuppenneigung zeigen kann. Zusätzlich ist Vitamin A ein Radikalfänger und schützt damit die Hautzellen vor vorzeitiger Alterung. Viele Kosmetikhersteller haben den positiven Effekt von Vitamin A erkannt und bringen Cremes auf den Markt, die das Vitamin enthalten. Wir packen es lieber zuhauf auf den basischen Teller in Form von Karotten.

Ein weiteres Schönheitsvitamin kommt mit der Karotte auf den Teller: das Vitamin B_7, besser bekannt als Biotin. Dieses Vitamin benötigt der Körper, um Enzyme für unterschiedlichste Stoffwechselvorgänge herzustellen. Was es aber besonders wertvoll für unsere Schönheit macht, ist, dass es die Keratinbildung im Körper ankurbelt. Keratin ist der Hornstoff in Haaren und Nägeln. Viele Studien belegen, dass Biotin die Nägel festigt, das Haarwachstum fördert und die Haare robuster und glänzender werden lässt. Damit ist für uns klar: Die Karotte bringt neben ihrer basischen Wirkung vieles mit, was wir auch in unserer basischen Beauty-Ernährung haben möchten.

Paprika

Bei der Frage danach, wo viel Vitamin C zu finden ist, kommt häufig als Antwort: »In Obst, vor allem in Zitrusfrüchten!« Das ist korrekt, aber wir möchten Ihnen eine weitere Vitamin-C-Bombe vorstellen: die Paprika. Die rote Paprika übertrumpft z. B. die Orange in Sachen Vitamin C deutlich. 100 g der süß-säuerlichen Frucht bringen durchschnittlich 48 mg Vitamin C auf den Teller, wobei die rote Paprika einen Vitamin-C-Wert von ca. 140 mg/100 g vorweisen kann. Und auch in Sachen Kaliumgehalt ist sie ein wahres Schönheitswunder. Kalium ist besonders wichtig für eine gute Säure-Basen-Balance, denn dieser Mineralstoff wirkt basisch in unserem Organismus.

Und wie sieht es aus mit der Farbe von Paprikaschoten, macht das einen Unterschied? Die Far-

Bunter Karottensalat

Für 2 Personen | 15 Min.

2 gelbe Karotten
2 orange/rote Karotten
2 Urkarotten
6 EL Mandelöl
1 Zitrone
2 EL Hanfsamen
frisch gemahlener schwarzer Pfeffer
Kräutersalz
1 Schale Kresse

• • •

Karotten gründlich waschen und mittelgrob raspeln. Karottengrün klein schneiden. — Zitrone auspressen. Aus Mandelöl, Karottengrün, Zitronensaft, Hanfsamen und Gewürzen ein Dressing herstellen. — Geraspelte Karotten auf 2 Teller geben und das Dressing und die Kresse darüber verteilen.

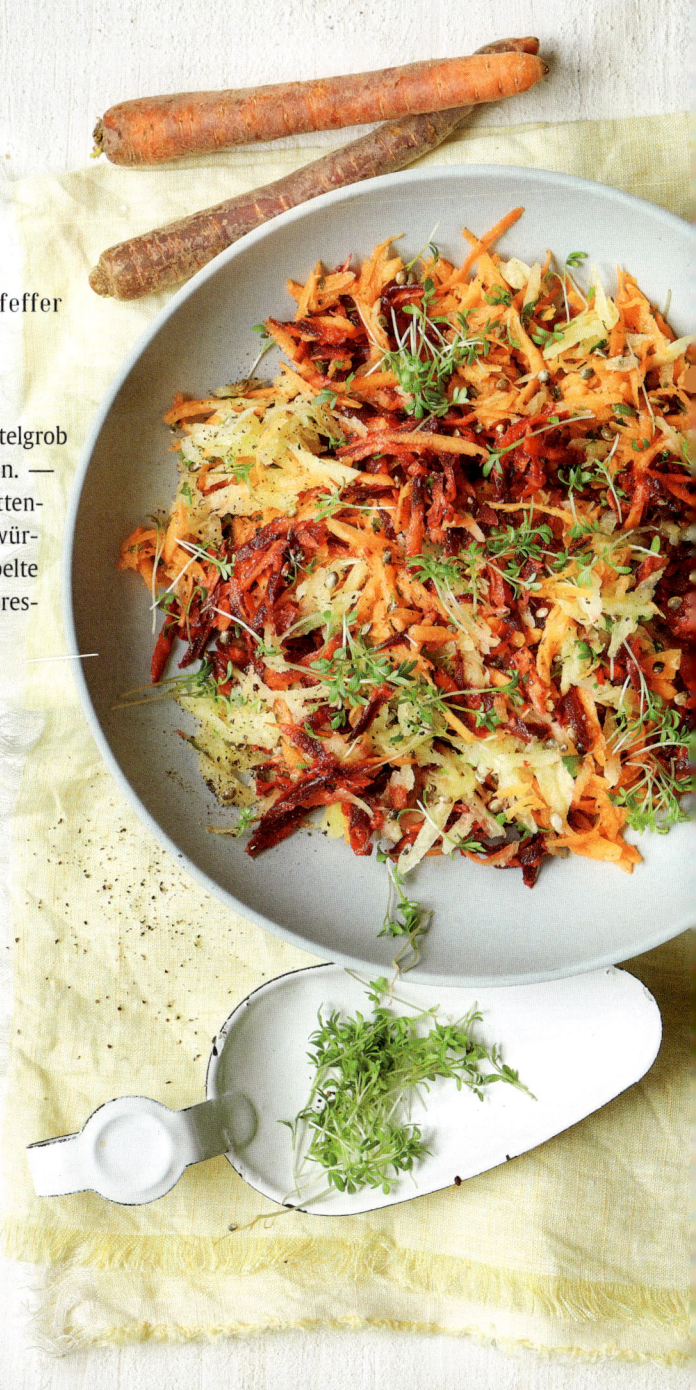

be kommt nicht allein durch unterschiedliche Sortenauswahl zustande, sondern ist auch eine Frage des Reifegrades. Grüne Paprika sind die Schoten, die als Erstes geerntet werden – sie sind damit noch nicht wirklich ausgereift und bringen damit meist etwas weniger Vitalstoffe mit. Je nach Sorte werden die Schoten, wenn sie länger reifen dürfen, dann gelb, orange oder rot. Grüne Paprika sind meist etwas herber im Geschmack und bei weitem nicht so süß wie z. B. rote Schoten.

Um eine Vielfalt von Geschmacksrichtungen zu bekommen, empfehlen wir fürs Basenfasten und auch danach, alle Farben in der Küche zu verwenden. Oder wie wäre es mit »Drei auf einen Streich!«? – wie im geeisten Süppchen mit dreierlei Paprika (Seite 128).

Mandeln

Mandeln haben schon eine lange Tradition beim Basenfasten. Sie eignen sich hervorragend als Topping auf den morgendlichen Obstspeisen oder auch als Zwischenmahlzeit am Nachmittag, wenn es wirklich einmal nötig sein sollte. Die Mandeln enthalten viel Kalzium, das für einen gesunden Knochenbau benötigt wird. Außerdem ist Kalzium ein weiterer wichtiger Mineralstoff für eine ausgewogene Säure-Basen-Balance. Zusätzlich bringen Mandeln das wichtige Regenerations-Vitamin B_2 mit, das in Verbindung mit Vitamin A gegen Hautveränderungen

wie Risse an den Mundwinkeln oder tiefe Krähenfüße an den Augen hilft. B_2 wird auch zur Blutneubildung benötigt, was auch wieder der Schönheit zugutekommt. Denn ohne eine gute Blutversorgung sieht unsere Haut sehr schnell ziemlich alt aus.

Um die Mandel endgültig in den Olymp der Beauty-Spitzenreiter heben zu können, sei noch ihr hochwertiges Öl erwähnt. Es wird häufig als Massageöl verwendet und eignet sich hervorragend als Körperöl zur Pflege der Haut. Das milde Öl eignet sich vor allem für trockene und beanspruchte Haut. Sowohl äußerlich als auch innerlich angewendet wirkt es reizlindernd und antioxidativ. Auch in Sachen Sonnenschutz kann das Öl der Mandel punkten. Eine Studie der Hamdard Universität in Indien, New Delhi, belegte, dass die Hautzellen weniger strukturelle Veränderungen erlitten, wenn die Haut vor einer Sonneneinstrahlung mit Mandelöl eingerieben worden war.

Hochwertige Pflanzenöle

Nicht nur das Mandelöl, sondern auch viele weitere kalt gepresste Pflanzenöle bringen Schönheit von innen und von außen. Um das volle gesundheitsfördernde Paket zu bekommen, das die Öle aus dem Pflanzenreich uns bieten, ist es zum einen wichtig, vor allem **kalt gepresste** Öle zu benutzen, am Besten in Bio-Qualität. Zum anderen empfehlen wir, unterschiedliche Öle in der täglichen Speisenzubereitung zu verwenden.

Ein beliebter Vertreter der benutzten Speiseöle ist das Olivenöl. Es enthält Scharf- und Bitterstoffe und wirkt damit positiv auf die Leber und unterstützt sie bei der Entgiftungsleistung. Da natives Olivenöl bis auf ca. 180 °C erhitzt werden kann, eignet es sich in der basischen Küche zum Dünsten und kurzen Schmoren.

Leinöl ist ganz besonders wertvoll für unseren Organismus und auch für unsere Haut, denn es bringt viele mehrfach ungesättigte Fettsäuren mit, vor allem Omega-3-Fettsäuren. Deren gesundheitsfördernde Wirkung liegt vor allem daran, dass sie stark entzündungshemmend wirken, positiv auf das Herz-Kreislauf-System Einfluss nehmen und die Regeneration von Nervenzellen begünstigen.

Außerdem hilft Leinöl der Darmschleimhaut bei der Bekämpfung von Entzündungen und unterstützt das Immunsystem. Äußerlich angewendet eignet es sich hervorragend bei Neurodermitis, um Juckreiz und Entzündungen zu lindern. Zusätzlich steigert Leinöl die Elastizität und Abwehrkraft der Haut.

Sesamöl bringt geschmacklich etwas Abwechslung auf den Teller, wenn es vor allem aus gerösteten Samen gewonnen wurde. Es enthält viel Vitamin A und E und punktet in Hautsachen durch seinen relativ hohen Gehalt an Lecithin. Dies ist ein essenzieller Bestandteil von Zellmembranen. Es macht die Zellwände stark und flexibel – was auch für die Zellen unserer Haut gilt. Äußerlich angewandt wirkt es besonders gut gegen trockene und gereizte Haut.

Wer mittels Öl einer fettigen und aknegeplagten Haut zu Leibe rücken möchte, dem sei Hanföl ans Herz gelegt. Es wirkt ausgleichend und stark entzündungshemmend und seine Wirkung von innen auf die Schönheit kommt durch den hohen Gehalt an ungesättigten Fettsäuren, Vitamin B_1, B_2 und Vitamin E.

Avocado

Um die positive Wirkung von Pflanzenölen abzurunden, sei hier die Avocado erwähnt, die vor allem durch ihr hochwertiges Öl zum Beauty-Spitzenreiter wird. Es enthält Vitamin A, E und sogar etwas Vitamin D. Es ist nicht nur auf dem Teller, sondern auch direkt auf der Haut ein wahrer Alleskönner. Äußerlich angewandt wirkt das Avocadoöl aufbauend und nährend für trockenes und sprödes Haar. Zusätzlich zeigt es eine heilende Wirkung bei der Behandlung von rissigen Hautstellen und wirkt reizlindernd. Bei ca. 85 % der in der Avocado enthaltenen Fettsäuren handelt es sich um ungesättigte Fettsäuren. Ein Mangel an ungesättigten Fettsäuren zeigt sich auf der Haut in Form von Trockenheit und Verhornungsstörungen. Auch brüchige Nägel und nicht heilende Hautwunden können eine Mangelerscheinung sein.

Neben den hautverschönernden Fettsäuren bringt die Avocado zusätzlich jede Menge an Vitamin A und Vitamin E – wieder unsere Top-Radikalfänger zum Schutz der Hautzellen. Avocados sind in der basischen Küche vielseitig einsetzbar. Egal ob als Guacamole, pur gelöffelt, als Topping von Salaten oder als cremige Beimischung in Kartoffelpüree – wohlschmeckend für den Gaumen und wohltuend für die Haut, ist sie ein basisches Beauty-Wunder.

Paranüsse

Paranüsse überzeugen in Sachen Schönheit vor allem durch ihren hohen Gehalt an Selen. Dieses Spurenelement wirkt antioxidativ und verbessert den Blutfluss im Körper. Es unterstützt das Immunsystem und ist, wie wissenschaftlich nachgewiesen wurde, unabdingbar für den Erhalt von schönen Nägeln und gesundem Haar. Außerdem wirkt es als Stoffwechselaktivator und kurbelt somit die Fettverbrennung an. All diese Eigenschaften machen das Selen so wertvoll für unsere Schön-

Granatapfel-Wasser

Für 2 Personen | 10 Min.

1 Granatapfel
400 ml stilles Wasser
1 Limette

• • •

Den Granatapfel entkernen und die Kerne auspressen. Einige Kerne zur Seite legen. Den Granatapfelsaft und das Wasser vermischen. Die Limettenschale abreiben und die Limette auspressen. Den Abrieb und den Saft zum Wasser geben. — Die beiseite gelegten Granatapfelkerne zum Granatapfel-Wasser geben. — Für die Zeit nach dem Basenfasten kann auch noch etwas Agavendicksaft oder Honig dazugegeben werden.

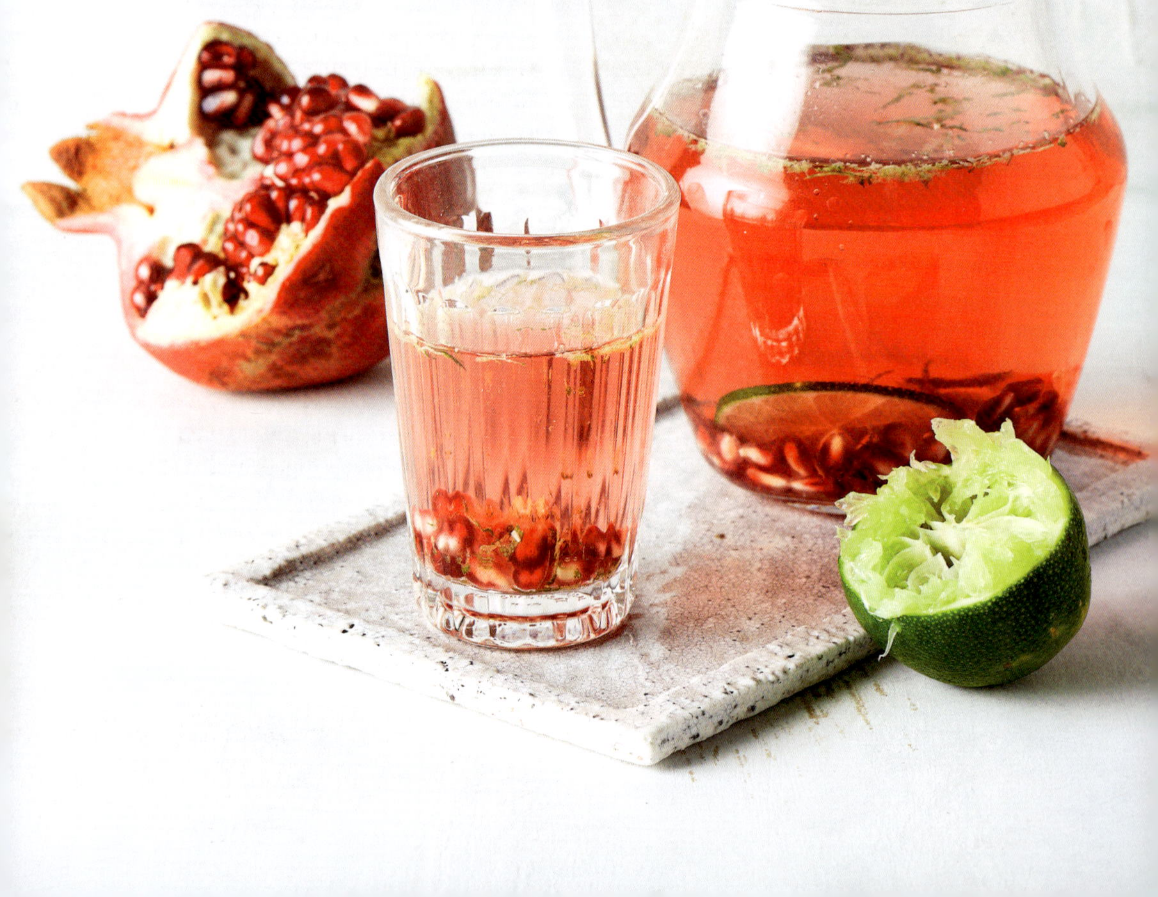

heit. Neben der Paranuss bringen z. B. auch Kokos-nüsse und Hülsenfrucht-Keimlinge das wichtige Spurenelement auf den basischen Teller.

Granatapfel

Last but not least darf der seit Jahren bekannte Beauty-Spitzenreiter nicht fehlen – der Granatapfel. Unzählige Kosmetikprodukte bedienen sich der sogenannten »Frucht der Götter« aufgrund der schönheitsfördernden Inhaltsstoffe. Der Granatapfel wird auch »Apfel der Aphrodite« genannt und diese ist bekannt für ihre überirdische Schönheit. Eine geballte Ladung Inhaltsstoffe liefert der Granatapfel, die unserer Haut guttun.

Da wäre zum einen das Vitamin C – immunsystemstärkend und ein Radikalfänger. Weiter geht es mit Zink und Selen, wichtig für die Abwehrkraft der Hautzellen. Enthaltene Flavonoide wirken als Antioxidans und stärken die Zellwände. Aber der wohl interessanteste Inhaltsstoff des Granatapfels ist die Punicinsäure. Diese mehrfach ungesättigte Fettsäure kommt in der Natur sehr selten vor und ist bei der Götterfrucht in den Kernen enthalten. Die Fettsäure ist so selten, dass sie nach dem Lebensmittel benannt wurde, in dem sie reichlich vorkommt – Punica granatum – der Granatapfel. Punicinsäure erhöht die Widerstandsfähigkeit des Körpers und reduziert Schwellungen. Sie erhöht außerdem die Kollagenproduktion, was der Hautalterung entgegenwirkt.

Abschließend sei noch erwähnt, dass der Granatapfel eine gehörige Portion Phytoöstrogene auf den Teller bringt, die eine ähnlich hautverjüngende Wirkung haben wie das körpereigene Östrogen. Deswegen sind Granatapfel-Extrakte besonders häufig in Hautpflegeprodukten für die reifere Haut zu finden.

Ob unsere Rezepte mit dem Granatapfel bei uns allen die Aphrodite zum Vorschein bringt, sei dahingestellt. Fakt ist jedoch, dass er in der basischen Beauty-Küche auf keinen Fall fehlen darf.

Granatapfelkernöl – ein wahres Beauty-Öl

Das Öl der Götterfrucht bringt für viele Hautprobleme eine Lösung mit. Durch seine reichhaltigen Inhaltsstoffe wirkt es äußerlich angewendet gegen Hautalterungszeichen wie Falten und zunehmende Hauttrockenheit. Vermischt mit etwas Basisöl, z. B. mit Mandelöl, wird es zu einem perfekten Körperöl gegen die Zeichen der Zeit. Auch bei Akne kann das Öl hilfreich sein. Es wirkt antibakteriell und beruhigt die Haut. Bei akuten Akneausbrüchen etwas Öl direkt auf die entzündeten Hautstellen reiben. Und bei trockener und juckender Kopfhaut verhilft das vielseitige Beauty-Wunder zur schnellen Besserung. Nach dem Haarewaschen einfach etwas Granatapfelkernöl in die Kopfhaut einmassieren.

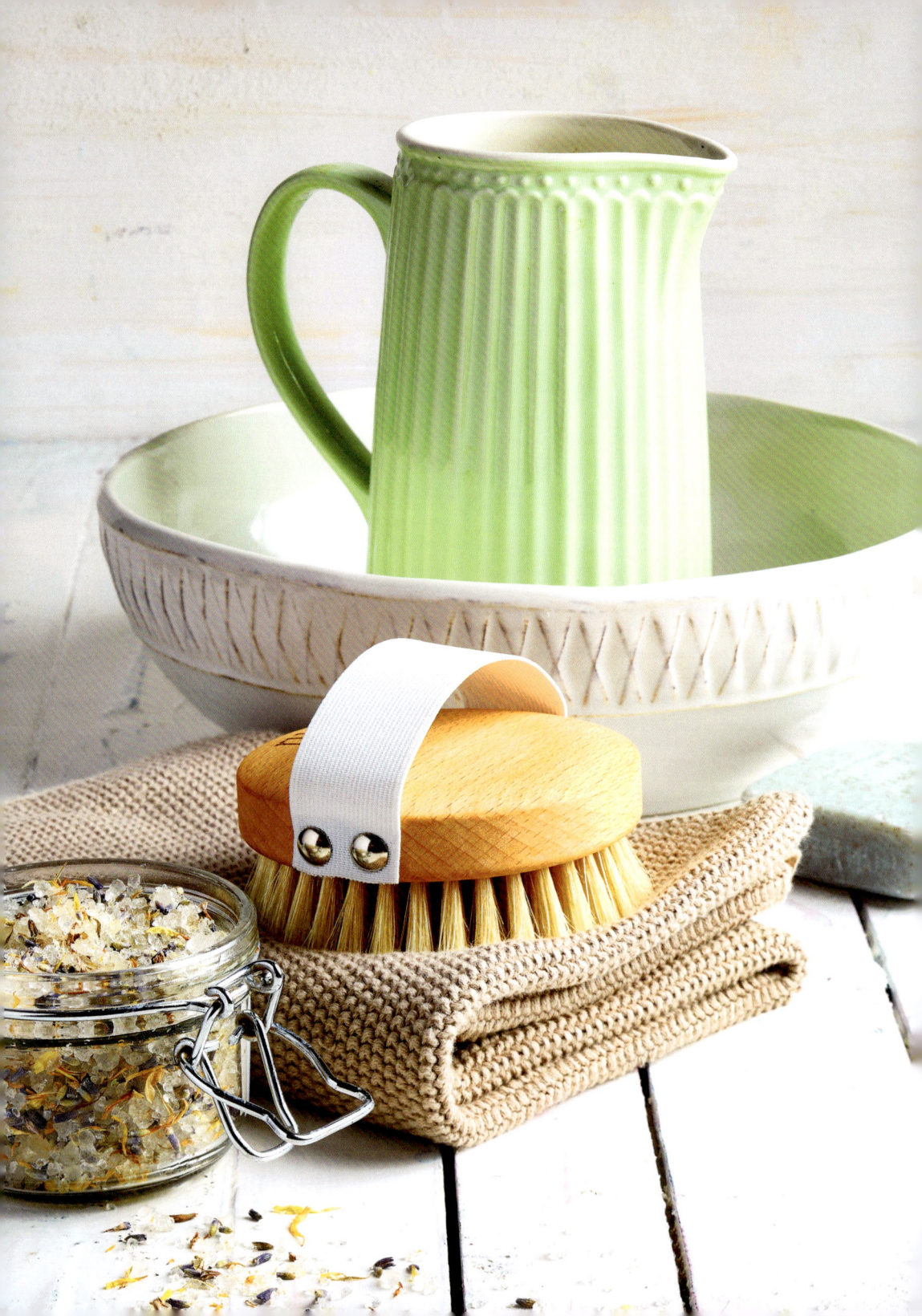

BEAUTY

Ihr basisches Beauty-Programm

Basenfasten für eine strahlende Haut

Es gibt viele Gründe, aus denen das Basenfasten genau das Richtige ist, um der eigenen Schönheit und Attraktivität auf die Sprünge zu helfen. Doch das allein soll nicht der Grund sein für eine Woche Basenfasten. Vielmehr ist es ein Einstieg in den Umstieg in Sachen gesundheitsbewusster und schönheitpflegender Ernährung. Eine Woche Basenfasten macht unsere Haut nicht um 10 Jahre jünger und die Oberschenkel so straff wie bei einem Profisportler. Aber es bewirkt, dass sich die Haut regenerieren kann von Schädigungen aus der Vergangenheit. Und wer im Alltag basenreiche Lebensmittel vermehrt integriert und die Haut, so gut es geht, vor Beauty-Killern wie Alkohol, UV-Strahlen und darmschädigenden Nahrungsmitteln schützt, der wird mit einem strahlenderen Teint, sichtbar weniger Falten und einer abwehrgestärkten Haut belohnt.

Gleich mehrere Faktoren, die Basenfasten zu einem Schönheits-Booster machen, zeigen sich, wenn die seit Jahren bewährte Fastenform genauer unter die Lupe genommen wird:

Der gesamte Körper entsäuert, eingelagerte Säuren können während des Basenfastens abgepuffert und ausgeschieden werden.

Die Körperzellen werden reichlich versorgt mit Vitaminen, Mineralstoffen, Spurenelementen und sekundären Pflanzenstoffen – also mit allem, was nötig ist, um den oxidativen Stress zu vermindern.

Es wird alles weggelassen, was der Gesundheit und der Haut schadet (Zucker, Weißmehl, tierische Fette, Genussgifte, Koffein, Zusatz- und Konservierungsstoffe, stark verarbeitete Nahrungsmittel u. v. m.). Somit kann sich der gesamte Organismus regenerieren.

Der Organismus erhält reichlich Flüssigkeit in Form von Wasser und verdünnten Kräutertees – dadurch werden entlastende Stoffwechselprozesse gefördert, die Lymphe und das Blut werden fließfähiger und die Zellen und Kollagenfasern werden aufgefüllt und gepolstert.

Der Darm wird von Altlasten befreit und die guten Darmbakterien optimal mit Ballaststoffen und gesundheitsfördernden Nährstoffen versorgt.

Der Körper wird durch Essenspausen während des Fastens entlastet, sodass er Zeit hat für Regeneration und die Stärkung des Immunsystems.

Gezielte Entspannung in der Zeit des Fastens lässt den allgemeinen Stress abfallen und wirkt damit nicht nur positiv auf das Gemüt, sondern wirkt auch der Zellalterung entgegen.

Ein geplanter Schlaf-Wach-Rhythmus während des Fastens unterstützt die allgemeine Entspannung und hilft der Haut, sich über die Nacht ausreichend zu regenerieren.

Bewegungseinheiten in der Fastenzeit verbessern die Durchblutung, erhöhen die Sauerstoffzufuhr über die Lungen und fördern damit die Entlastung aller Organe.

Körperanwendungen, die die Säure-Basen-Balance der Haut unterstützen, lassen sie abwehrstärker und gesünder werden.

Erfolgsberichte

Woher wissen wir denn, dass Basenfasten der Haut so guttut? Neben all den vielen Gründen und wissenschaftlichen Erkenntnissen, die wir in diesem Buch zusammengetragen haben, gibt es ein unschlagbares Argument: Die Erfolgsberichte unserer Fans, die anhand der Bücher, mithilfe des Online-Coachings, begleitet von Basenfasten-Beratern oder von geschultem Personal in unseren Basenfasten-Hotels eine ein- oder zweiwöchige Basenfasten-Kur durchgeführt haben.

So berichtet nahezu jeder zweite Basenfaster von Hautbildverbesserungen, so wie in unserem Erfahrungsbericht zur Akne (Seite 54). Die meisten Menschen berichten, dass ihre Haut nach dem Basenfasten

— glatter,
— geschmeidiger,
— weicher,
— frischer,
— klarer,
— weniger trocken,
— reiner und
— straffer
  ist.

Häufig erhalten wir auch Berichte über:

— weniger Hautrötungen und -reizungen
— weniger entzündete Stellen
— weniger Eiterpickel und Pusteln
— Verbesserung von Rosacea
— weniger Krähenfüßchen

Ein Rückgang von Cellulite bis hin zum völligen Verschwinden gehört ebenso oft zu den erfreulichen Folgen des Basenfastens. Auch wenn dieser Schönheitsmakel nicht direkt mit der Haut zu tun hat, so wird er über sie doch stark sichtbar, und die Betroffenen leiden erheblich darunter.

Richtig basenfasten: So sind Sie gut vorbereitet

Das Basenfasten ist mehr als nur das Fasten mit Obst und Gemüse. Das Einhalten von Regeln und das Einbauen aller Basics sind wichtig, um in Sachen Hautgesundheit einen wirklichen Effekt zu bewirken. Wer unvorbereitet einfach drauflosisst, wird vermutlich die angepeilten Schönheitsziele nicht erreichen.

Damit ein entspannter und sanfter Einstieg in die Fastenzeit möglich ist, empfiehlt es sich, dass Sie Ihren Körper schon ein paar Tage vor dem Fasten auf die bevorstehende Entlastungszeit vorbereiten.

Koffeinhaltige Getränke wie Kaffee, Energiedrinks und Co. sollten mindestens 3–4 Tage vor dem ersten Fastentag nicht mehr getrunken werden. Durch das Weglassen von Koffein kommt es bei den meisten zu einer Art Spannungskopfschmerz. Sollte dieser auftreten, dann helfen vor allem zwei Maßnahmen dagegen: viel Wasser trinken und Bewegung an der frischen Luft. Außerdem kann es zu leichten Entzugserscheinungen wie Müdigkeit oder einer Art inneren Nervosität kommen. Damit eben genau diese Symptome beim Fastenstart schon vorbei sind, ist die »Kaffee-Abstinenz« vorab eine gute Voraussetzung dafür, die Motivation während des Fastenstarts nicht zu verlieren.

Genauso sollte auch von Alkohol und Rauchen schon ein paar Tage vorher Abstand gehalten werden. Je mehr Genussmittel aus dem Alltag verschwunden sind, umso weniger werden sie beim Fastenstart vermisst; und der Körper hat länger Zeit, um sich von den ungesunden Verhaltensweisen zu erholen.

Weiter bietet sich an, Süßigkeiten, Softdrinks, Fertigprodukte, tierische Produkte und üppige Speisen zu reduzieren bzw. 1–2 Tage vor dem Fastenstart komplett vom Speiseplan zu streichen. So wird der Einstieg erleichtert und die Speisekammer nach Übeltätern in Hautsachen durchgescannt.

Und um den Fastenstart noch angenehmer zu gestalten und die Vorfreude darauf wachsen zu lassen, ist ein basischer Einkauf vorab genau das Richtige.

Hier noch einmal kurz im Überblick, wie Sie sich optimal auf das Basenfasten, beginnend ca. 3–4 Tage vor dem Fastenstart, vorbereiten.

Checkliste Basenfasten-Vorbereitung

— koffeinhaltige Getränke und Kaffee weglassen
— Alkohol und Zigaretten/Verdampfer weglassen
— zuckerhaltiges, Fertigprodukte und tierische Produkte einschränken bzw. weglassen
— säuretreibende Lebensmittel und Versuchungen aus dem Blickfeld schaffen
— Grundausstattung für das Basenfasten besorgen
— Fastenbeginn auf ruhige Tage, z. B. das Wochenende, legen
— genügend Zeit einplanen für Bewegungseinheiten und Entspannungsübungen in der Fastenwoche
— ausreichend Zeit einplanen für basische Körperanwendungen
— gegebenenfalls dem Umfeld vorab über die bevorstehende Fastenzeit Bescheid geben

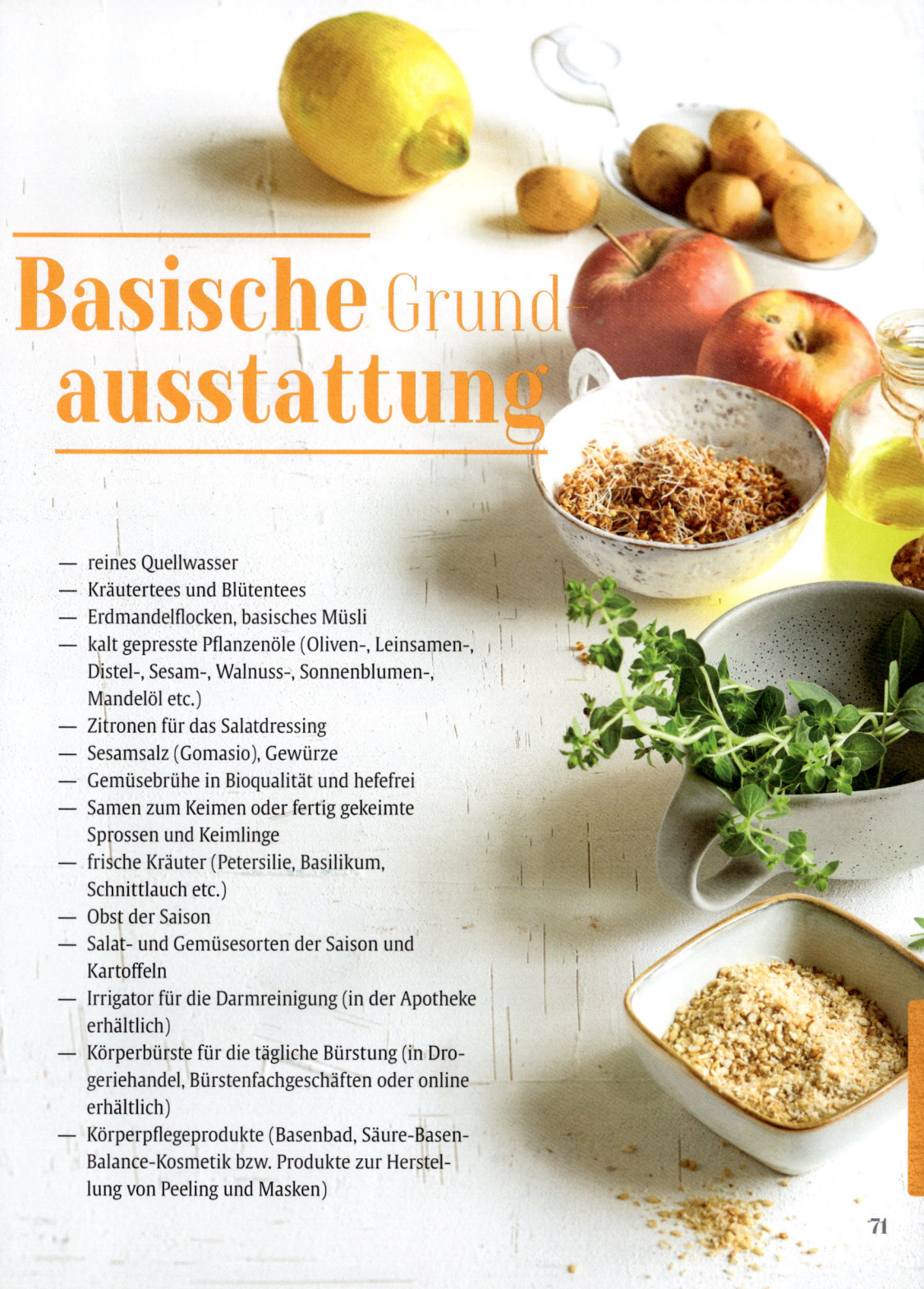

Basische Grundausstattung

— reines Quellwasser
— Kräutertees und Blütentees
— Erdmandelflocken, basisches Müsli
— kalt gepresste Pflanzenöle (Oliven-, Leinsamen-, Distel-, Sesam-, Walnuss-, Sonnenblumen-, Mandelöl etc.)
— Zitronen für das Salatdressing
— Sesamsalz (Gomasio), Gewürze
— Gemüsebrühe in Bioqualität und hefefrei
— Samen zum Keimen oder fertig gekeimte Sprossen und Keimlinge
— frische Kräuter (Petersilie, Basilikum, Schnittlauch etc.)
— Obst der Saison
— Salat- und Gemüsesorten der Saison und Kartoffeln
— Irrigator für die Darmreinigung (in der Apotheke erhältlich)
— Körperbürste für die tägliche Bürstung (in Drogeriehandel, Bürstenfachgeschäften oder online erhältlich)
— Körperpflegeprodukte (Basenbad, Säure-Basen-Balance-Kosmetik bzw. Produkte zur Herstellung von Peeling und Masken)

Kontraindikationen und Medikamente

Grundsätzlich kann so gut wie jeder basenfasten. Wer allerdings davon Abstand nehmen sollte, sind Schwangere, Stillende, stark abgemagerte Personen und Menschen mit einer schweren bösartigen Krankheit (z. B. Krebs im Endstadium). Wer dauerhaft Medikamente einnimmt, soll diese während der Fastenzeit nicht absetzen, ohne Rücksprache mit dem behandelnden Arzt gehalten zu haben. Diabetiker und Patienten mit Bluthochdruck sollten den Blutzucker bzw. den Blutdruck in der Fastenzeit genau kontrollieren, denn die Erfahrung zeigt, dass schon nach einer kurzen Zeit des Basenfastens häufig weniger Medikamente notwendig sind. Mit der engmaschigen Kontrolle wird einer Überdosierung vorgebeugt.

Die 7 Basics des Basenfastens nach Wacker

Die Basics beim Basenfasten gewährleisten, dass die Fastenzeit genussvoll und effektiv zugleich wird. Daher sind diese eines der beiden Herzstücke des Basenfastens:

1. Motivation
2. 100 % basische Ernährung nach Wacker
3. Genuss
4. Trinken
5. Darmunterstützung und Reinigung
6. Bewegung
7. Entspannung

Wenn Sie die Basics aus meinen anderen Büchern schon kennen, könnten Sie die Beschreibungen überspringen. Aber vielleicht möchten Sie dennoch Ihr Wissen noch einmal auffrischen? Basenfasten-Neulingen legen wir die folgenden Ausführungen sehr ans Herz, denn die 7 Basics und die 10 goldenen Wacker-Regeln (Seite 80) bilden die Grundlage Ihres Basenfasten-Erfolges.

Motivation

Die eigene, innere Motivation ist überhaupt das Wichtigste für eine erfolgreiche Beauty-Kur mithilfe des Basenfastens. Jeder hat unterschiedliche Antreiber für ein Basenfasten: Der eine möchte damit das Hautbild verbessern, der andere Erkrankungen auf der Haut entgegenwirken und wieder ein anderer möchte mit der Fastenzeit das eigene Wohlbefinden fördern. Egal welche Motivation zum Basenfasten führte, wichtig ist, diese während der Fastenzeit aufrechtzuerhalten. Dafür ist es hilfreich, sich ein kleines Tagebuch zu gestalten. Wie das persönliche Tagebuch aussieht, ist jedem selbst überlassen, hier ein Vorschlag zur Anregung.

Wer gern im Austausch mit anderen über eigene Erfahrungen ist und gern Mitstreiter bei Projekten hat, der findet in Fastenpartnern eine gute Motivationshilfe. Vielleicht möchte eine gute Freundin oder ein Familienmitglied auch etwas für seine Haut tun und fastet mit Freuden mit.

Bei einem Motivationsdurchhänger ist es wichtig, sich nicht in Gefahrenzonen wie Bäckereien oder Restaurants zu begeben. Ein ausgedehnter Spaziergang, das Stöbern in basischen Rezepten oder eine angenehme Körperanwendung helfen über den Fastenfrust sehr schnell hinweg und das Wohlbefinden wird dafür schnell Belohnungen bereithalten.

Basenfasten-Tagebuch

Datum .... Basenfastentag-Nr.: ....

Morgens

Ein positiver Gedanke zum Tagesstart ....
....

Was möchte ich heute Basisches essen? ....
....

Welche Körperanwendungen stehen heute auf meinem Programm? ....
....

Welcher Entspannungs- und Sporteinheit gehe ich heute nach? ....
....

Körpergewicht und Wohlbefinden ....
....

Weitere Gedanken ....
....

Abends

Was war heute besonders positiv? ....
....

Welches basische Gericht hat mir besonders gut geschmeckt? ....
....

Was hat mir heute gut getan? ....
....

Welche Veränderungen körperlich/geistig/emotional nehme ich wahr? ....
....

Was möchte ich morgen unbedingt ausprobieren/besser machen/wiederholen? ....
....

100 % basische Ernährung

Basenfasten heißt nicht nur »ein bisschen basisch«, sondern zu 100 %. Zwar ruiniert ein versehentlicher kleiner Ausrutscher nicht sofort die komplette Hautkur, allerdings unterbrechen säuernde Lebensmittel und Getränke die Entlastung und Entsäuerung. Und wenn schon gefastet wird, dann soll es auch den bestmöglichen Effekt bringen. Also ist die Devise: Nur Lebensmittel, die basisch verstoffwechselt werden, kommen auf den Teller. Das heißt, eine Woche lang Gemüse, Obst, Pilze, Sprossen und Keimlinge sowie ausgewählte Nüsse und Saaten.

Obst Geeignet sind alle Obstsorten in reifer und frischer Form wie z.B. Äpfel, Birnen, Bananen, Beeren, Zitrusfrüchte, Avocados, Feigen, Datteln, Melonen, Pfirsiche, Pflaumen, Kirschen, Weintrauben etc.

Auch als
— ungeschwefeltes Trockenobst
— frisch gepresste Obstsäfte (nur als Mahlzeit, nicht als Getränk)

Gemüse Fast alle Gemüsesorten in reifer und frischer Form wirken basisch, außer Spargel, Rhabarber, Artischocken, Rosenkohl, Knoblauch, Bärlauch.

Gut geeignet sind:
— alle Kohlsorten (außer Rosenkohl) wie Grünkohl, Brokkoli, Weißkohl, Blumenkohl, Chinakohl etc.
— alle Kürbisgewächse wie Zucchini, Hokkaido, Butternut-Kürbis etc.

Obst: nur in Maßen und am besten morgens essen

Reifes Obst wird basisch verstoffwechselt, sollte aber dennoch nicht den ganzen Tag über oder in größeren Mengen gegessen werden. Der Grund dafür ist der enthaltene Fruchtzucker. Auch wenn dieser aus natürlichen Quellen kommt, so ist ein Übermaß davon leberbelastend. Um die Entsäuerung und Entlastung optimal zu gewährleisten, ist es wichtig, dass die Leber nicht allzu viel mit der Verstoffwechselung von Fruktose beschäftigt ist. Noch schlechter ist es, wenn die Fruktose erst gar nicht zur Leber kommt, sondern durch ein Zuviel davon der Dünndarm nicht mehr schnell genug mit seiner Verdauung hinterherkommt. Das führt zum einen dazu, dass der Fruchtzucker weiter in den Dickdarm wandert und dort Blähungen und das Vermehren von schlechten Darmbakterien begünstigt und zum anderen kann es durch den Einfachzucker zu Entzündungen in der Darmwand kommen, was im schlimmsten Fall in einer durchlässigen Darmwand gipfelt. Zu guter Letzt sei noch erwähnt, dass zu viel Obst durch seinen Fruchtzucker- und Fruchtsäuregehalt Hauterkrankungen wie Akne oder Neurodermitis verschlechtern kann.

— alle Blattgemüse wie Salate, Spinat, Mangold etc.
— Tomaten, Paprika, Gurken, Bohnen mit Schote, Auberginen
— alle Wurzelgemüse wie Rüben, Rettich, Kartoffeln, Wurzeln, Sellerie
— alle Zwiebelgewächse (außer Knoblauch und Bärlauch)
— getrocknetes, ungeschwefeltes Gemüse in Form von Gemüse-Chips (ungesalzen)

Pilze Sämtliche Pilze in frischer und getrockneter Form wie Champignons, Pfifferlinge, Kräuterseitlinge etc. können beim Basenfasten verzehrt werden.

Weitere basische Lebensmittel Zum Verfeinern Ihrer basischen Gemüse-, Pilz- oder Obstmahlzeit stehen folgende basische Lebensmittel zur Auswahl:
— alle Kräuter in frischer und getrockneter Form
— alle Gewürze (Salz dagegen bitte nur sehr sparsam einsetzen, lieber Alternativen wie Sesamsalz verwenden)
— alle Sprossen und Keimlinge in frischer und getrockneter Form, auch Getreidekeimlinge
— alle nativen, kalt gepressten Pflanzenöle wie Olivenöl, Leinöl, Distelöl, Hanföl, Sesamöl, Mandelöl, Avocadoöl etc.
— viele Nüsse wie Walnüsse (nicht älter als 3 Monate!), Kokosnüsse und frische Kokosmilch, Macadamianüsse, Paranüsse, Pistazien, Zedernüsse
— Mandeln (auch Mandelmus und Mandelmilch)
— alle Ölsaaten und Kerne wie Chiasamen, Leinsamen, Sesam, Kürbiskerne, Sonnenblumenkerne, Mohnsamen etc.

Sollten Sie sich bei einem Lebensmittel nicht sicher sein, ob es beim Basenfasten erlaubt ist oder nicht, so besuchen Sie gern die Website: www.basenfasten.de. Dort finden Sie einen Einkaufshelfer, der Ihnen genau zeigen kann, ob Sie das angefragte Lebensmittel verzehren dürfen oder nicht.

Ein weiterer hautfreundlicher Vorteil des basischen Speiseplans ist, dass er wenige Allergene aufweist und histaminarm ist, was vor allem Menschen mit empfindlicher Haut oder mit Neurodermitis sehr entgegenkommt.

Und auch die Schönheit, die direkt aus einem gesunden Darm resultiert, erhält Unterstützung, da Basenfasten laktosefrei, vegan und zum Großteil glutenfrei ist (Zöliakie-Betroffene sollten allerdings mit Getreidekeimlingen vorsichtig sein, diese können kleine Mengen an Gluten enthalten, wenn nicht nur der Stängel und die Blätter, sondern zusätzlich die Keimlingshülle unten mitverzehrt werden).

Genuss

Damit das Basenfasten nicht nur zum Hautgenuss, sondern auch zur Gaumenfreude wird, bietet die leckere Fastenform unzählige Rezeptideen, sodass jeder Fastentag zu einem Geschmackserlebnis werden kann. Es muss nicht tagtäglich stundenlang in der Küche gestanden werden, gerne kann auch eine Suppe, von der an einem Tag zu Abend gegessen wurde, am nächsten Tag noch ein wunderbares Mittagessen darstellen. Das Wichtigste ist, hier einen gesunden Ausgleich für sich selbst zu finden. Zum einen sollte das Kochen und Anrichten der Speisen Freude machen und neue kreative Ideen für die Alltagsküche nach dem Fasten bringen, zum anderen sollen aber keine neuen Stressfalten im Gesicht entstehen bei dem Herrichten der Fastengerichte. Von einfachen Gerichten bis hin zu anspruchsvolleren Festtagstellern, das Basenfasten bietet für jeden Faster, sei er nun Küchenverweigerer oder Hobby-Koch unzählige Möglichkeiten, um die drei Mahlzeiten am Tag je nach persönlichem Geschmack und Aufwandsbereitschaft genussvoll zu gestalten.

Um den Genuss für den Körper so vitalstoffreich und schadstoffarm wie möglich zu gestalten, ist eine saisonale und regionale Lebensmittelauswahl das A und O. Außerdem empfiehlt es sich, alle Produkte in Bioqualität zu kaufen bzw. selbst Angebautes nicht mit unzähligen Pestiziden und Düngemittel zu belasten.

Und noch ein Genuss-Tipp: Das Auge isst mit! Schön angerichtete Teller machen Freude und Appetit und zaubern ein Lächeln ins Gesicht – und das macht ja bekanntlich attraktiv!

Ausreichend trinken

Wer schön sein will, muss trinken! Flüssigkeit in Form von Wasser und verdünnten Kräutertees stellt die Grundlage für eine gute Entsäuerung und Entlastung während der Fastenzeit dar. Zusätzlich wird die Feuchtigkeit von der Haut benötigt, um die Bindegewebsfasern damit aufzupolstern. Dadurch wirkt die Haut voller und straffer. Vor allem Flüssigkeit von innen wirkt Hauttrockenheit, Hautrissen, trockenen Lippen und Hautschuppen entgegen und verbessert die Stoffwechselleistung in der Haut. Beim Basenfasten sollten mindestens 2,5–3 Liter Flüssigkeit täglich getrunken werden. Um stetig eine gute Feuchtigkeitsversorgung zu gewährleisten, wird die benötigte Menge am besten über den ganzen Tag verteilt getrunken.

Getränke, die beim Basenfasten erlaubt sind:

— stilles Quellwasser – am besten mineralstoffarm
— verdünnte Kräutertees: 1 Beutel auf 1 Liter Wasser (z.B. Brennnessel, Ackerschachtelhalm, Zitronenmelisse, Fenchel, Haferkraut, Goldrute, Huflattich, Johanniskraut, Schafgarbe, Salbei) – gern auch mit Zutaten wie Brombeer- oder Himbeerblättern
— verdünnte Blütentees: 1 Beutel auf 1 Liter Wasser (z.B. Kamille, Ringelblume oder Lindenblüte)
— Gewürze in Kräutertees – allerdings nur in Maßen (z.B. Kümmel, Zimt, Pfeffer, Kurkuma)
— Ingwerwasser: frische Ingwerknollenscheiben überbrüht mit heißem Wasser
— leicht aromatisiertes Wasser durch Zitronenscheiben, Orangenschalen, Gurkenscheiben oder ein paar Granatapfelkernen im Wasser – das Obst im Wasser allerdings bitte nicht zusätzlich konsumieren, da es ansonsten wie eine kleine Zwischenmahlzeit wirkt.

Tabu sind schwarzer, grüner, weißer Tee sowie Früchtetees aller Art (Achtung, einige Kräuterteemischungen enthalten Fruchtstückchen oder sind aromatisiert, diese Sorten sind auch nicht geeignet), kohlensäurehaltiges Wasser und natürlich auch Kaffee und alkoholische Getränke.

Darmreinigung

Die Gesundheit des Darmes und sein reibungsloses Funktionieren sind unabdingbar für eine gesunde Haut und einen strahlenden Teint. Damit dieses große Verdauungsorgan in der Basenfastenzeit voll auf seine Kosten kommt und optimal entlasten kann, ist eine Darmreinigung beim Start und mindestens noch einmal während der Fastenwoche wichtig. Dadurch werden alte, abgelagerte Stuhlreste sanft entfernt. Die Darmschleimhaut kann sich besser regenerieren und die Vitalstoffe können wieder vermehrt aufgenommen werden, was dem ganzen Organismus zugutekommt. Auch die unverdaulichen Stoffe wie die resistente Stärke und Pflanzenfasern sind durch die Darmreinigung besser verträglich, somit werden unangenehme Blähungen vermieden.

Ein Einlauf ist die schonendste Möglichkeit der Darmentlastung und bietet neben den standardmäßigen Reinigungen während der Fastenzeit eine hilfreiche Maßnahme bei starken Kopfschmerzen durch den Koffein- und Zuckerentzug. Sollten also am zweiten oder dritten Tag der Fastenzeit die Kopfschmerzen und evtl. auch Gliederschmerzen recht stark sein, empfehlen wir, mittels einer zusätzlichen Darmreinigung Abhilfe zu verschaffen. Verfechter der Darmreinigung mittels Glaubersalz oder ähnlicher Produkte können natürlich auch diese Mittel verwenden. Allerdings werden derartige Varianten beim Basenfasten nach Wacker nicht bevorzugt, da die Salze die Schleimhäute reizen und dem Organismus verstärkt Wasser entziehen.

Praktisches zum Einlauf

Die Darmreinigung soll während des Basenfastens am ersten Tag und dann mindestens noch einmal am dritten oder vierten Fastentag erfolgen. Gern können Sie am sechsten Fastentag einen weiteren Einlauf durchführen. Für die Darmreinigung wird ein Irrigator benötigt. Dieser ist in Apotheken oder online z.B. unter www.basenfasten.de/shop leicht zu erwerben. Die Darmreinigung dauert ca. 30 Minuten und ist zu jeder Tageszeit durchführbar. Legen Sie ein großes Handtuch auf Ihren Badezimmerboden. Befüllen Sie den Irrigator mit 1–2 Liter gut handwarmen Wasser (abhängig von dem Fassungsvermögen Ihres Irrigators) und fetten Sie am besten das Einführrohr mit etwas parfümfreier Fettcreme ein. Legen Sie sich nun in Linksseitenlage auf das Handtuch, führen Sie das Einführrohr ein paar Zentimeter in den After ein und öffnen Sie langsam den Zulaufhahn. Lassen Sie etwas Wasser in den Enddarm einströmen, bis sich ein erstes Gefühl von Stuhldrang einstellt. Entfernen Sie das Rohr und gehen Sie auf die Toilette. Damit ist der Enddarm entleert und Sie können das Einführrohr deutlich tiefer in den Darm einführen. Legen Sie sich wieder in die vorangegangene Position, öffnen Sie wieder den Zulaufhahn und lassen Sie mindestens 1 Liter, besser noch 1,5–2 Liter Wasser langsam in den Darm fließen. Entfernen Sie das Einführrohr und halten Sie das Wasser so lange im Darm, wie es geht. Gern kann das unterstützt werden, indem Sie sich auf den Rücken legen und die Beine nach oben strecken. Eine sanfte Unterbauchmassage oder leicht rollende Bewegungen zur einen und dann zur anderen Seite begünstigen die Darmreinigung zusätzlich. Wenn der Stuhldrang dann stärker wird, gehen Sie auf die Toilette. Sie können den Einlauf gern noch 2–3 Mal wiederholen, bis Sie das Gefühl haben, dass sich der Darm leer, entlastet und entspannt anfühlt.

Bewegung

Bewegung und moderater Ausdauersport ist ein weiteres wichtiges Basic beim Basenfasten. Die körperliche Betätigung kurbelt den Stoffwechsel an, verbessert die Entsäuerungsleistung, geht an unerwünschte Fettpölsterchen und fördert die Durchblutung. Die Belohnung dafür ist eine gut versorgte und rosig wirkende Haut. Von Spazierengehen über Walken, Joggen, Schwimmen, Reiten, Cardiotraining bis hin zu Sportkursen ist alles möglich, um das Basenfasten zu unterstützen. Die Bewegung und sportliche Betätigung allein in der Fastenwoche reicht nicht aus, um eine sportlichere Figur zu erhalten, aber vielleicht sind sie der Anfang eines »bewegteren Alltags« und das hat langfristig positive Auswirkungen auf die Attraktivität.

Während der Fastenwoche empfiehlt es sich, täglich mindestens 30–45 Minuten einer sportlichen Aktivität nachzugehen.

Erholung

Und am Ende der Basic-Liste, aber ganz weit oben bei den Unterstützern in Sachen Schönheit, steht die Erholung. Damit ist zum einen gezielte Erholung und Stressbewältigung und zum andern die nächtliche Erholung durch guten und ausreichenden Schlaf gemeint. Stress und zu wenige Ruhephasen bewirken oxidativen Stress – und der tut uns insgesamt und vor allem auch unserer Haut nicht gut. Ein strukturierter und täglich ähnlich ablaufender Tagesrhythmus, angefangen in der Basenfastenwoche und am besten darüber hinaus, senkt den Stresslevel und lässt die Körperzellen und den Geist entspannen. Und jeder aktive Lebensstil, sei er noch so aufregend, braucht einen gesunden Ausgleich in Form von Erholungsphasen. Diese sind wichtig für die Zellregeneration, beruhigen den Darm und fördern die Hautimmunität.

Meditation, sanftes Yoga, Entspannungsübungen wie Autogenes Training oder progressive Muskelentspannung sind wahre Beauty-Begleiter, vorausgesetzt, sie werden regelmäßig praktiziert. Die Basenfastenwoche eignet sich hervorragend, um gezielte Entspannungszeiten in den Alltag zu integrieren.

Um gestresster Haut »gute Nacht« zu sagen, ist der Schlaf zusätzlich ein wichtiger Faktor. Auch wenn das Märchen von Dornröschen mit ihrem 100-jährigen Schlaf mit absoluter Sicherheit keine Nacherzählung von wahren Begebenheiten darstellt, so steckt doch ein Körnchen Wahrheit darin, und zwar, dass Schlaf schön macht bzw. die Attraktivität erhält. Wie schon erwähnt, ist Schlafmangel ein echter Schönheitsvernichter. Wie viele Stunden Schlaf jeder Einzelne von uns benötigt, ist unterschiedlich, aber im Regelfall liegt die optimale Stundenzahl zwischen 7 und 9 Stunden. Erste Tipps für einen guten Schlaf haben

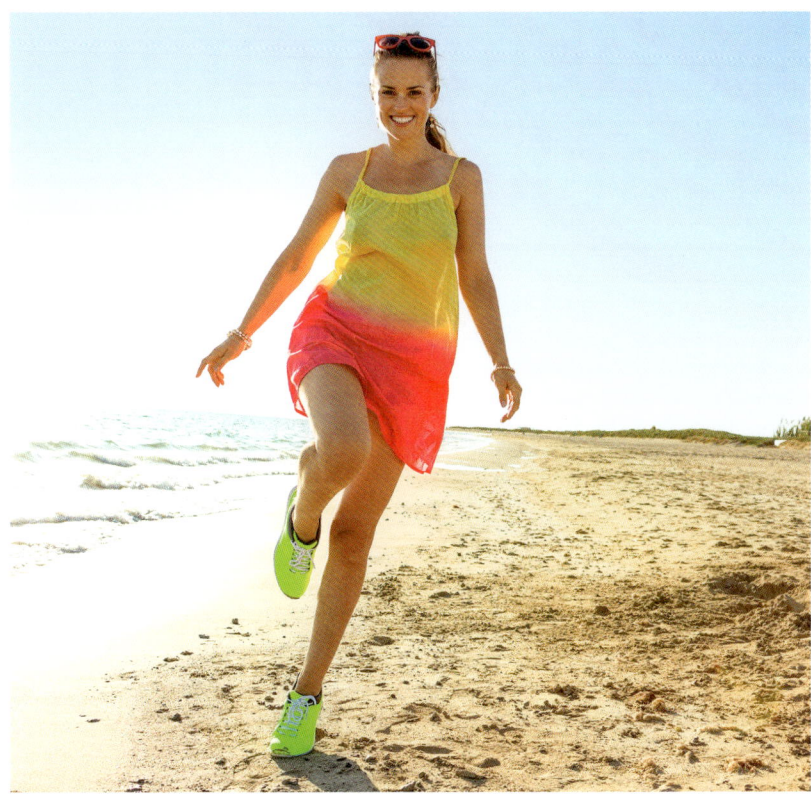

wir schon bei der Abhandlung zum Schlafmangel (Seite 41) erwähnt.

Zusätzlich ist eine weitere Sache von größter Beauty-Wichtigkeit: das Verbannen der Schlummertaste am Morgen. Das sogenannte »Snoozen«, also die weiteren 10 Minuten Schlaf, nachdem der Wecker das erste Mal klingelte, kann auf Dauer krank machen und uns ganz schön zerknittert aussehen lassen, weil es den Schlafrhythmus durcheinanderbringt. Durch das Wiedereinschlafen »weiß« das Gehirn nicht mehr, ob es jetzt wach oder müde sein soll. Die Folgen davon sind meist Schlafstörungen in der Nacht und Abgeschlagenheit am Tag. Also wenn der Wecker klingelt, raus aus den Federn und abends lieber etwas früher ins Bett.

Was beim klassischen Basenfasten nach Wacker noch in die Kategorie »Erholung« fällt, sind entspannende und entlastende Körperanwendungen wie Basenbäder, Leberwickel, Massagen, Körperbürstungen etc. Da dieses Buch sich bevorzugt der Haut widmet, werden diese Themen nicht im Basic-Teil besprochen, sondern erhalten ein extra Kapitel: Ihre Schönheits-Basenfasten-Woche (Seite 82).

Die **10 goldenen Wacker**-Regeln

1
Rohkost nur im verträglichen Rahmen

Dass Rohkost gesund ist, weiß jeder. Wenn Sie Rohkost aber nicht gut verdauen können, dann belastet das Ihren Darm, und das ist nicht gesund. Achten Sie deshalb genau auf Ihren Körper: Wenn Sie oft mit Blähungen oder Schmerzen auf Rohes reagieren, dann sollten Sie die Gemüse lieber schonend dünsten. Wenn Sie unempfindlich sind, dann können Sie rohes Obst und Gemüse nach Herzenslust – bis 14 Uhr – verzehren.

2
Rohkost nicht nach 14 Uhr

Und damit folgt die zweite Wacker-Regel: Nach 14 Uhr behindert Rohkost die Leber bei ihren internen Stoffwechselarbeiten und ist dadurch schwerer verdaulich. Gesunde merken das nicht direkt. Darmempfindliche spüren das jedoch in Form von Blähungen, Verstopfung oder Durchfall. Essen Sie Obst immer nur auf nüchternen Magen – also zum Frühstück. Essen Sie rohes Gemüse nur bis 14 Uhr.

3
Ab 18 Uhr ist Essenspause!

Was nach 18 Uhr gegessen wird, landet auf den Hüften und überfordert die Leber. Der interne Stoffwechsel der Leber ist in der Nacht besonders aktiv und sorgt, wenn er nicht durch zusätzliche Mahlzeiten gestört wird, nachts für die Entgiftung. So arbeitet Ihr Körper für Sie, während Sie schlafen.

4
So naturbelassen wie möglich

Lassen Sie Gemüse beim Garen nie ganz weich werden und braten Sie nicht zu viel. Am schonendsten können Sie Gemüse im »Gemüsedämpfer« zubereiten, was auch besonders schnell geht.

5
Nicht zu viel essen

Die Faustregel heißt: Essen Sie so wenig wie möglich und nur so viel wie nötig! Und wenn es noch so basisch ist – zu viel ist immer ungesund! Versuchen Sie, langsam und bewusst zu essen, und kauen Sie sehr gründlich. Ich schreibe nicht vor, wie viel Sie essen, denn eines der Basenfastenziele ist, dass Sie Ihre Wohlfühlessmenge selbst herausfinden. Wenn Sie das schaffen, dann wird Basenfasten für Sie zu einem echten Gesundheitserlebnis.

7
Sparsam würzen

Kräuter – vor allem frische Kräuter – sind die optimalen Würzmittel. Würzen Sie Ihre Speisen zunächst mit Kräutern und schmecken Sie dann mit Meersalz, Kräutersalz oder einem anderen Salz ab. Auch frische Sprossen dienen der Geschmacksverfeinerung.

9
Essen Sie mehr Gemüse als Obst

Nur reifes Obst und Gemüse wird basisch verstoffwechselt! Dies ist einer der Gründe, weshalb ich die Gemüse- und Obstsorten der Saison vorziehe. Sie finden bei meinen Rezepten jeweils einen Hinweis, zu welcher Jahreszeit das Rezept passt. Unreifes kann leicht zu Blähungen und Schmerzen führen. Ideal: 20 % Obst – am besten zum Frühstück – und 80 % Gemüse.

6
Keine wilden Mischungen

Simplify your life – das sollte auch für die Küche gelten. Je weniger Nahrungsmittel Sie mischen, umso intensiver können Sie den Geschmack der Zubereitung erleben. Deshalb: Verwenden Sie pro Mahlzeit möglichst nur 2 oder 3 Obst- oder Gemüsesorten.

8
Nur essen, was Sie mögen

Lassen Sie sich beim Einkaufen von den reifen, frischen Obst- und Gemüseangeboten der Saison verführen. Kaufen Sie spontan die Sorten, auf die Sie Lust haben.

10
Gründlich kauen

Gut gekaut ist halb verdaut und macht schneller satt. Gründlich kauen, das heißt, ein 2 cm dicker Apfelschnitz sollte mindestens 30-mal gekaut werden. Wenn Sie das schaffen, dann verbessern Sie damit Ihre Verdauung – deshalb: üben!

Ihre Schönheits-
Basenfasten-**Woche**

Jetzt geht es ans Eingemachte und an die Haut. Das Ein-Wochen-Programm ist nicht in Stein gemeißelt, das heißt, vor allem für die Körperanwendungen bleibt etwas flexibler Spielraum. Allerdings ist der folgende Plan darauf abgestimmt, dass Ihre Haut optimal versorgt wird und zusätzlich reichlich Pflege von außen erhält. Wie schon eingangs erwähnt, empfehlen wir, sich etwas auf die Fastenwoche vorzubereiten – dadurch wird das Basenfasten zum echten Gaumen- und Hautgenuss. Zusätzlich empfiehlt es sich, die ersten beiden Fastentage auf ruhige Wochentage zu legen, z. B. aufs Wochenende. Dadurch haben Sie und Ihr Körper die nötige Ruhe, um entspannt mit dem Fasten vertraut zu werden. Machen Sie sich eingangs mit der Ein-Wochen-Übersicht vertraut und stöbern Sie etwas bei

den vorgeschlagenen Anwendungen, sodass Sie Ihr individuelles Schönheitspaket gut planen können.

Peeling

Es gibt grundsätzlich 3 Arten, die Haut zu peelen – mechanisch, chemisch und via Laser. Bei einem mechanischen Peeling werden kleine Schleifkörper benutzt, die, wenn sie auf der Haut verrieben werden, die obersten Hautschüppchen durch den Schleifeffekt entfernen. Hierfür werden z. B. Salz- oder Zuckerkristalle, Kunststoffpartikel oder zerstoßene bzw. zermahlene Kerne, z. B. von Pfirsichen oder Aprikosen verwendet. Beim chemischen Peeling führen aufgetragene Substanzen, wie z. B. Fruchtsäuren, Phenolverbindungen oder Tretinoin (Vitamin-A-Säure) zu einem Schäleffekt der Haut. Ein Laser-Peeling wird von Schönheitsinstituten angeboten und beruht auf dem Effekt einer kontrollierten Verdampfung der oberflächigen Hautschichten mit gleichzeitiger Anregung der Kollagenproduktion. Alle 3 Arten haben ihre Vor- und Nachteile. Das Laser-Peeling gehört in die Hände von Fachleuten und wird bevorzugt im Gesicht angewendet. Das chemische Peeling ist auch vor allem eine Peelingform für die Gesichts- und Halspartie. Beide zählen eher zu den mittleren bzw. tieferen Peelinganwendungen. Dadurch kommt es zu einem stärkeren Peelingeffekt, aber die Gefahr von Hautirritationen, Entzündungen, Schädigungen der unteren Hautschichten und dauerhaften Pigmentstörungen ist dementsprechend auch deutlich höher.

Da Basenfasten »sanft und effektiv zugleich« in allen Belangen als Leitmotto hat, sind wir vor allem dem mechanischen Peeling sehr zugeneigt, da dieses für die komplette Haut gut eingesetzt werden kann und zugleich die geringsten Risiken mit sich bringt.

Empfehlenswert hierfür sind sanfte Hautpeelings ohne Zusatzstoffe wie Parabene, Silikone, Mineralöl oder synthetische Duftstoffe, wie z. B. das Wacker-Balance-Peeling. Wer sein Peeling selbst herstellen möchte, kann dies z. B. mit einem Basenbadpräparat zusammen mit einem natürlichen Öl wie Mandelöl oder Olivenöl machen. Kurze Anmerkung hierzu: Es wirkt nicht so basisch auf der Haut wie ein Basenbad selbst oder ein leicht basisches Peeling, da sich die Badesalzkristalle nicht im Öl lösen, sie dienen als Schleifkörper. Körperpeelings sind meist nur für den Körper geeignet und sollten nicht oder nur wenig im Gesichtsbereich verwendet werden.

Selbstgemachtes Körperpeeling Nehmen Sie 4 TL eines Basenbades und vermischen dies mit 3 TL eines nativen, kalt gepressten Öls – z.B. Olivenöl, Mandelöl, warmes Kokosöl, Leinöl. Vermischen Sie beides und tragen Sie das Peeling unter sanften, kreisenden Bewegungen auf den Körper auf und peelen Sie ihn damit ab. Spülen Sie anschließend das Peeling gut vom Körper ab. Danach ist kein Eincremen nötig, da das auf der Haut verbleibende Öl die Haut rückfettet. Verwenden Sie auch gerne einmal das kostbare Granatapfelkernöl (Seite 65) dafür, das Öl wirkt auf der gepeelten Haut noch intensiver.

Trockenbürsten des ganzen Körpers

Das sanfte Trockenbürsten des Körpers ist eine effektive und zugleich kostengünstige und einfache Anwendung, die schon seit vielen Jahrhunderten bekannt ist. Die Trockenbürstung des Körpers hat viele Effekte; sie

— trägt sanft abgestorbene Hautschuppen auf der Oberfläche ab
— regt die Durchblutung der Haut an
— unterstützt den natürlichen Lymphfluss und somit die Entsorgung von Stoffwechselendprodukten
— aktiviert den Kreislauf
— lässt unsere Aufmerksamkeit für ein paar Minuten ganz beim Körper und der Haut sein

All diese Effekte unterstützen beim Basenfasten die Entlastung des Körpers und verhelfen der Haut zu einer sanften und abwehrstarken Oberfläche. Für Bürsten-Anfänger empfiehlt es sich, anfangs eine Bürste mit relativ weichen Borsten zu benutzen. Mit zunehmender Bürstenerfahrung dürfen die Borsten dann gern etwas härter werden.

Ihre tägliche Bürstenmassage

Die Bürstung des Körpers sollte am besten täglich gleich morgens nach dem Aufstehen erfolgen – vor dem Duschen. Diese morgendliche Routine dauert 2–3 Minuten, wenn Sie sich Ablauf und

So könnte Ihre Schönheits-Basenfasten-Woche aussehen

	Die Tage davor	1. Fastentag	2. Fastentag	3. Fastentag	4. Fastentag
Trinken	Trinkmenge: mind. 2 Liter täglich; Kaffee, Alkohol etc. vermeiden bzw. stark reduzieren	An jedem Fastentag mindestens 2,5–3 Liter Flüssigkeit über den Tag verteilt trinken.			
Essen	Vermeiden von Zwischenmahlzeiten fettreiche, zuckerhaltige und tierische Produkte reduzieren	An jedem Fastentag 3 Mahlzeiten täglich essen: morgens: basisches Müsli bzw. basischer Brei mittags: Rohkostsalat und/oder Gemüsespeise abends: gegarte Gemüsespeise			
Darmreinigung	evtl. 1. Darmreinigung am Abend vor der Kur	1. Darmreinigung – sofern gestern keine gemacht wurde	evtl. Darmreinigung bei starken Spannungskopfschmerzen oder starken Blähungen	2. Darmreinigung – sofern am 2. Tag keine gemacht wurde	keine Darmreinigung, außer es wurde gestern die 2. nicht gemacht
Bewegung/ Erholung	Planen von genügend Freizeit für Sport, Spaziergänge, Pflege- und Entspannungseinheiten	intensive Bewegungseinheit abends Ruhe- und Entspannungseinheit Leberwickel	leichte Bewegungseinheit tagsüber abends viel Ruhe und Entspannung einplanen Leberwickel	täglich: Bewegungseinheit abends Ruhe- und Entspannungseinheit Leberwickel	
Hautpflege	Vermeiden von Hautbeanspruchung (Tätowierungen, Sonnenbäder etc.)	morgens Körperbürstung intensive Hautreinigung mittels Peeling wenn Peeling nicht angewendet wird, dann abends ein Basenbad wahlweise weitere Schönheitspflege	morgens Körperbürstung abends ein Basenbad, sofern gestern keines gemacht wurde wahlweise weitere Schönheitspflege	morgens Körperbürstung wahlweise weitere Schönheitspflege	morgens Körperbürstung abends ein Basenbad wahlweise weitere Schönheitspflege
Sonstiges	Besorgen der basischen Grundausstattung	bevorzugte Rezepte auswählen, die einem besonders zusagen	viel Ruhe gönnen	an ungewohnte basische Lebensmittel heranwagen	Zwischenbilanz ziehen: Was ist schon spürbar anders?

. Fastentag	6. Fastentag	7. Fastentag	Die Tage danach
			So lange wie möglich Kaffee, Softdrinks und Alkohol noch meiden. Die tägl. Trinkmenge von 2,5–3 Liter Flüssigkeit – am besten Wasser und Kräutertees – beibehalten.
			langsamer Einstieg in basenreiche Kost möglichst 1–2 Mahlzeiten tägl. noch rein basisch vor allem »gute Säuretreiber« wie Vollkornprodukte und Hülsenfrüchte in die Ernährung einbauen tierische Produkte wie Fleisch, Fisch und Milch nur in kleinen Mengen verzehren Fertigprodukte, Süßigkeiten am besten komplett meiden
eine Darmreinigung	3. Darmreinigung	keine Darmreinigung, außer es wurde gestern die 3. nicht gemacht	Darmreinigung in Zukunft evtl. alle 1–2 Monate
	täglich: intensive Bewegungseinheit abends Ruhe- und Entspannungseinheit Leberwickel		Einplanen von Bewegungs- und Entspannungseinheiten in den Alltag mind. 2×/Woche Bewegung und am besten tägl. eine kleine Entspannungseinheit Leberwickel 1×/Woche, um die Leber langfristig zu unterstützen
morgens Körperbürstung abends ein Basenbad, sofern gestern eines gemacht wurde wahlweise weitere Schönheitspflege	morgens Körperbürstung wahlweise weitere Schönheitspflege	morgens Körperbürstung abends ein Basenbad wahlweise weitere Schönheitspflege	Tägliche Körperbürstung am besten beibehalten, um die Haut weiterhin zu unterstützen 1×/Woche Körperpeeling 1×/Woche Basenbad Körperpeeling und Basenbad nicht am selben Tag machen. Wahlweise Schönheitspflege-Anwendungen, die Ihnen guttun, weiterführen.
ochmal viel Ruhe önnen	Heute den Kreislauf mit viel Bewegung in Schwung bringen	Schon genug oder doch noch ein paar Tage länger basenfasten?	Reflektion: Was hat gut getan, was wird für den Alltag beibehalten, wie sieht der hautfreundliche und basenreiche Alltag in Zukunft aus?

Bewegungen eingeprägt haben. Pro Hautareal bedarf es 1–2 Bürstenstrichen mit individuell angepasstem Druck – nicht zu fest aufdrücken, um Hautirritationen zu vermeiden.

— Die Bürstenmassage startet herzfern, das heißt am rechten Fuß. Von unten nach oben bis zum Knie das gesamte Bein bürsten. (Nicht kreisen oder wieder nach unten streichen!) In der Kniekehle dann 2–3 Bürstenstriche nach oben machen. Dann den gesamten rechten Oberschenkel mit Bürstenstrichen vom Knie bis zur Leiste bearbeiten.
— Dann verfahren Sie mit Ihrem linken Bein genauso und massieren es mit geraden Bürstenstrichen von unten nach oben, wie gerade beschrieben.
— Die rechte Leiste und dann die linke Leiste jeweils mit 2–3 Bürstenstrichen in Richtung Hüftknochen versehen. Das Gesäß erst rechts dann links von unten nach oben in Richtung Wirbelsäule bürsten.
— Den Bauch bürsten Sie gegen den Uhrzeigersinn 2–3 Male in kreisenden Bewegungen.
— Um den Brustbereich kreisen – wie eine liegende Acht um die Brust herum.
— Den Verlängerungsstab an die Bürste klemmen und den Rücken von unten nach oben bürsten, dabei wieder auf der rechten Seite beginnen. Die Bürstenstriche über die Schultern in Richtung Hals ziehen.
— Den gesamten rechten Arm, von der Hand aus nach oben bürsten bis zu den Schultern.
— Dann den linken Arm, von der Hand aus nach oben bürsten bis zu den Schultern.
— Den rechten Arm heben und 2–3 Bürstenstriche vom inneren Oberarm über die Achsel in Richtung Dekolleté ziehen.
— Nun den linken Arm heben und 2–3 Bürstenstriche vom inneren Oberarm über die Achsel in Richtung Dekolleté ziehen.
— Den Hals vom Kinnrand aus in Richtung Dekolleté vorsichtig bürsten.
— Das Dekolleté von der rechten Seite Richtung Herz (linke Seite) bürsten.

Wenn Sie auch Ihr Gesicht bürsten möchten, dann bietet es sich an, eine kleine, weichere Bürste dafür zu benutzen. Die Gesichtsbürstung erfolgt am besten als Zwischenschritt, bevor bei der Körperbürstung der Hals bearbeitet wird. Die Bürstung startet an der Stirn. Leichte Bürstenstriche von oben in Richtung Augen ziehen. Um die Augen an der Schläfenseite nach unten ziehen. Unter den Augen die Wangen entlang in Richtung Kinnrand bürsten. Die Nase seitlich und am Rücken nach unten bürsten.

Worauf Sie achten sollten Es sollte über gewisse Hautareale nicht bzw. wenn, dann nur ganz leicht mit einer sehr weichen Bürste gebürstet werden:
— offene Hautstellen
— Hautausschläge mit offenen und entzündlichen Stellen
— stark ausgeprägte Krampfadern

Basenbad

Es bietet sich an, 2–3-mal während der Basenfasten-Kur ein Basenbad zu nehmen. Dies unterstützt die Haut effektiv bei der Entsäuerung.

Die Bürstung

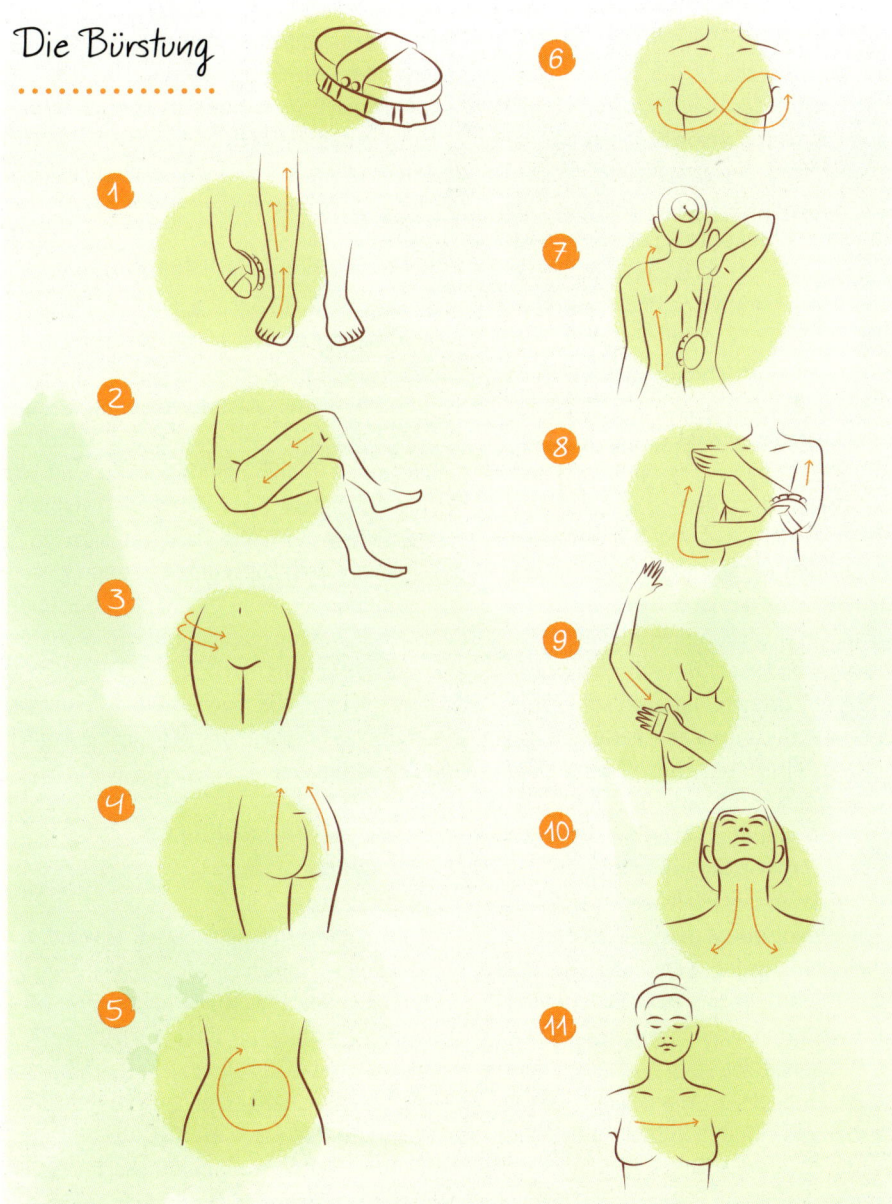

1
2
3
4
5
6
7
8
9
10
11

Durch das Osmoseprinzip entzieht der basische Badezusatz der Haut Säuren. Der pH-Wert der Haut liegt im Regelfall im leicht sauren Bereich. Durch das basische Milieu des Basenbads wandern mehr Säuren in Richtung der Basen – die Haut entsäuert. Die beste Zeit für ein Basenbad ist abends, da dadurch die nächtliche Regeneration der Haut verbessert werden kann.

Für ein basisches Vollbad werden ca. 150 g Basenbadpulver und für ein basisches Fußbad werden ca. 30 g Basenbadpulver benötigt. Die optimale Dauer eines Basenbades beträgt 20–30 Minuten. Nach dem Bad mit handwarmem Wasser den Körper abbrausen und danach die Haut entweder nur leicht mit einem Handtuch abtupfen oder einen Bademantel anziehen. Bitte die Haut nicht richtig abtrocknen und auch keine Lotionen oder Öle auftragen – außer das Bad wurde tagsüber genommen, dann dient das Eincremen mit einer Lotion, die einen leicht sauren pH-Wert hat, dazu, die Abwehr über den Tag aufrechtzuerhalten.

Um das Basenfasten-Schönheits-Programm komplett zu machen, können Sie neben dem Peeling, dem Basenbad, der Körperbürstung und dem Leberwickel noch weitere Anwendungen mit einbauen. Diese sind natürlich auch nach dem Fasten eine ideale Möglichkeit, etwas Entspannung in den Alltag zu bringen und der Haut etwas Gutes zu gönnen.

Aloha Aloe vera – Frischekick für trockene und gereizte Haut

Das Gel der Heilpflanze kann direkt auf der Haut angewendet werden und spendet viel Feuchtigkeit. Auch nach Sonnenbädern ist es ein wahres Zaubermittel, um die Haut bei ihrer Regeneration zu unterstützen. Aus dem Gel lässt sich auch eine pflegende Lotion herstellen.

Pures Aloe-vera-Gel

Schneiden Sie 2–3 Blätter einer Aloe-Pflanze so tief wie möglich ab bzw. kaufen Sie die Blätter im Biosupermarkt und schneiden Sie sie an. Stellen Sie nun die Blätter aufrecht für ca. 15 Minuten mit der Schnittseite nach unten auf, sodass der gelbliche Saft (Aloin) abfließen kann – der wird für die Hautpflege nicht verwendet. Halbieren Sie die Blätter der Länge nach und schaben Sie das Gel mit einem Löffel direkt aus den Blättern aus. Sammeln Sie es in einem verschließbaren Gefäß. Das Gel kann direkt auf alle Körperpartien aufgetragen werden.

Das Gel kann aber auch zu einer Creme weiterverarbeitet werden, die sich für die tägliche Hautpflege anbietet.

Aloe-vera-Creme

Benötigt werden:
— 50 g Aloe-vera-Gel
— 100 ml natives Pflanzenöl (z. B. Olivenöl)
— 50 ml Bio-H-Milch

Schlagen Sie die Milch mit einem Mixer ca. 3–4 Minuten lang, bis sie eine schaumige Konsistenz aufweist. Dann unter weiterem Mixen das Öl nach und nach dazugeben und einrühren. Nach dem Öl wird das Aloe-vera-Gel mit eingemixt. Damit die Creme eine einheitliche und stückchenfreie Konsistenz bekommt, pürieren Sie sie anschließend noch für 1–2 Minuten. Füllen Sie die Creme in ein luftdichtes Behältnis und lagern Sie sie am besten im Kühlschrank.

Masken-Maskerade

Gesichtsmasken haben in der Schönheitspflege eine lange Tradition. Sie können leicht selbst hergestellt werden, und für jeden Hauttyp gibt es unzählige Zutaten, die Sie nach Lust und Laune hineinmischen können. Eingangs empfiehlt es sich, die Maske erst auf einer kleinen Hautstelle zu testen, damit allergische oder Überempfindlichkeitsreaktionen ausgeschlossen werden können.

Algenmaske

Zum einen hat die Alge eine entgiftende Wirkung und zum anderen versorgt sie die Haut mit allerlei Mineralstoffen. Die Maske ist für jeden Hauttyp geeignet. Benötigt werden:
— 4 EL Algenpulver (erhältlich in der Apotheke oder online)
— 10 EL Wasser
— 2 EL Sesamöl

Alle Zutaten gut vermischen und anschließend die Maske auf dem gereinigten Gesicht auftragen. Einwirkzeit ca. 40 Minuten, danach mit handwarmem Wasser gut abspülen.

Tomatenmaske

Diese Maske eignet sich hervorragend, um lästigen Hautunreinheiten und Pickeln entgegenzuwirken. Bei empfindlicher Haut sollte die Maske erst an einer kleinen Hautstelle auf Verträglichkeit getestet werden. Benötigt werden:
— 2 feste und wasserarme Tomaten
— 1 TL Honig
— 1 TL Kamillentee (1 Beutel Tee mit ca. 100 ml Wasser überbrühen, damit ein starker Tee entsteht)

Pürieren Sie die Tomaten und mengen Sie den Honig und den Tee bei. Anschließend die Maske auf die gut gereinigte Gesichtshaut auftragen und für ca. 10 Minuten wirken lassen. Danach mit handwarmem Wasser gut abspülen.

Karottenmaske

Die Karotte versorgt die Haut intensiv mit Vitalstoffen und wirkt somit Hautfalten entgegen. Die Maske ist für jeden Hauttyp geeignet. Benötigt werden:
— 2 mittelgroße Karotten
— Saft einer ¼ Orange
— 1 EL Honig
— 1 EL Olivenöl

Dünsten Sie die klein geschnittenen Karotten an und pürieren Sie sie anschließend. Geben Sie nun den Orangensaft zum Püree. Abschließend den Honig und das Olivenöl einrühren. Die Maske auf die gut gereinigte Gesichtshaut auftragen und ca. 15 Minuten einwirken lassen. Danach mit handwarmem Wasser abspülen.

Gurkenmaske

Der Maskenklassiker schlechthin ist nicht umsonst eine der berühmtesten Schönheitsanwendungen. Die Gurke spendet Feuchtigkeit und beruhigt die Haut. Hier 2 Varianten, um das Gesicht strahlen zu lassen:

Variante 1: Gurke pur Benötigt wird:
— 1 ungeschälte Bio-Gurke

Die Gurke samt Schale in dünne Scheiben schneiden und auf der gut gereinigten Gesichtshaut verteilen (geht nur im Liegen). Je eine Gurkenscheibe auf die Augenlider legen und die Maske ca. 15 Minuten wirken lassen. Danach die Haut mit kühlem Wasser etwas abspülen.

Variante 2: Gurke trifft Apfelessig Dazu brauchen Sie:
— 2–3 TL pürierte Gurke (mit Schale)
— 1 TL Apfelessig

Mixen Sie beide Zutaten und tragen Sie sie anschließend auf die gut gereinigte Gesichtshaut auf. Lassen Sie die Maske ca. 10 Minuten wirken. Natürlich kann auch währenddessen je eine Gurkenscheibe auf die Augenlider platziert werden (geht nur im Liegen). Anschließend die Maske mit handwarmem Wasser gut abspülen.

Gesichtspeeling

Das Peelen der Gesichtshaut verleiht dem Gesicht ein strahlendes Aussehen und hilft dabei, abgestorbene Hautschüppchen zu entfernen. Das Gesicht sollte nicht öfter als 1× wöchentlich gepeelt werden, da sonst die Haut zu sehr beansprucht wird. Wichtig ist, dass vor allem tagsüber die Gesichtshaut nach dem Peeling mit einer Creme versorgt wird, damit sie vor Umwelteinflüssen geschützt ist.

Leinsamen-Peeling

Dieses Peeling ist für normale und grobporige Haut geeignet. Leinsamen versorgt die Haut mit mehrfach ungesättigten Fettsäuren und verbessert durch seine Inhaltsstoffe die Hautstruktur. Benötigt werden:
— 2 EL gemahlener Leinsamen
— 4 EL Wasser

Beide Zutaten vermischen und ca. 2 Minuten quellen lassen. In kreisenden Bewegungen auf das Gesicht auftragen und dann 15 Minuten auf der Haut einwirken lassen. Anschließend mit handwarmem Wasser gut abspülen.

Heilerde-Peeling

Das ideale Peeling bei fettiger und unreiner Haut. Heilerde hat eine entzündungshemmende Wirkung und wirkt zugleich entfettend. Sie brauchen dafür:
— 2–3 EL Heilerde (erhältlich im Drogeriemarkt, online oder in der Apotheke)
— 100 ml Kamillentee

Die Heilerde in den Kamillentee einrühren, bis eine Paste daraus entsteht. In kreisenden Bewegungen auf die gut gereinigte Gesichtshaut auftragen und anschließend 10 Minuten einwirken lassen. Das Peeling dann mit handwarmem Wasser wieder gut abspülen.

Mohn-Peeling

Ein sanftes Peeling für trockene und sensible Haut. Mohnsamen haben keine scharfen Kanten und eignen sich damit ideal bei empfindlicher Haut als Schleifkörper in einem Peeling. Die Zutaten sind:
— 2 EL Mohnsamen
— 2 EL warmes (flüssiges) Kokosöl

Vermengen Sie die Samen mit dem Kokosöl und tragen Sie das Peeling in kreisenden Bewegungen auf die gereinigte Haut auf. Spülen Sie danach das Peeling mit handwarmem Wasser wieder sorgfältig vom Gesicht.

Packungen für Nägel und Haare

Unsere Nägel und Haare erfreuen sich, was den Blick auf die eigene Schönheit betrifft, sehr großer Aufmerksamkeit. Deswegen darf eine Pflege für sie nicht fehlen. Zwei Spitzenreiter und Allrounder für die Schönheit von Haaren und Nägeln sind Heilerde und Olivenöl.

Heilerde-Packung

Diese Packung soll für kräftiges Haar und starke Nägel sorgen. Sie brauchen dafür:
— 2 EL Heilerde (erhältlich im Drogeriemarkt, online oder in der Apotheke)
— 2 EL Wasser
Die Heilerde mit dem Wasser zu einer Paste verrühren. Die Menge reicht für eine Packung für die Fingernägel oder eine Haarpackung bei kurzen Haaren. Je nach Haarlänge mehr Paste anrühren.

Für die Nägel Die Paste großzügig auf den unlackierten Fingernägeln verteilen und für ca. 15 Minuten einwirken lassen. Danach einfach abspülen.

Für die Haare Die Paste auf die Kopfhaut auftragen und sanft in die Haare bis zu den Spitzen verteilen. Die Haare in einem feuchtwarmen Handtuch einwickeln und die Heilerde-Packung für 15 Minuten einwirken lassen. Danach die Haare gut ausspülen und mit einem Shampoo ohne Silikone und Sulfate waschen und erneut ausspülen.

Olivenöl-Packung über Nacht

Eine simple und effektive Variante der Nagel- und Haarpflege ist die Olivenöl-Packung über Nacht. Das Öl hat viel Zeit einzuwirken. Damit stärkt es die Nägel und macht sie gleichzeitig elastischer, was dem Abblättern und einer Brüchigkeit entgegenwirkt. Auf Kopfhaut und Haare aufgetragen wirkt das Öl regenerierend, beruhigt die Kopfhaut, wirkt Schuppen entgegen und verleiht dem Haar einen außergewöhnlichen Glanz.

Erwärmen Sie am Abend etwas Olivenöl und tragen es auf Kopfhaut und Haare auf. Wickeln Sie dann ein Handtuch drumherum. Danach die Hände nochmal mit etwas Olivenöl einreiben und Baumwollhandschuhe anziehen. So bleibt das Öl an den gewünschten Stellen und Sie können über Nacht die Pflege wirken lassen. Morgens die Haare mit einem Shampoo ohne Silikone und Sulfate waschen und gut ausspülen, die Hände mit natürlicher Seife reinigen.

1. Basenfastentag

Am ersten Fastentag steht die erste Darmreinigung an, falls Sie dies nicht bereits gestern Abend erledigt haben. Starten Sie damit am besten morgens vor dem Frühstück. Überlegen Sie sich, was Sie heute bei den 3 Hauptmahlzeiten essen möchten, und suchen Sie sich für den Start bevorzugt Rezepte aus, die Ihnen besonders zusagen, das gestaltet den Einstieg noch leichter. Der erste Leberwickel steht zudem an, dieser zeigt seine Wirkung am besten in den frühen Abendstunden. Heute ist auch ein perfekter Zeitpunkt, um die Haut etwas intensiver zu reini-

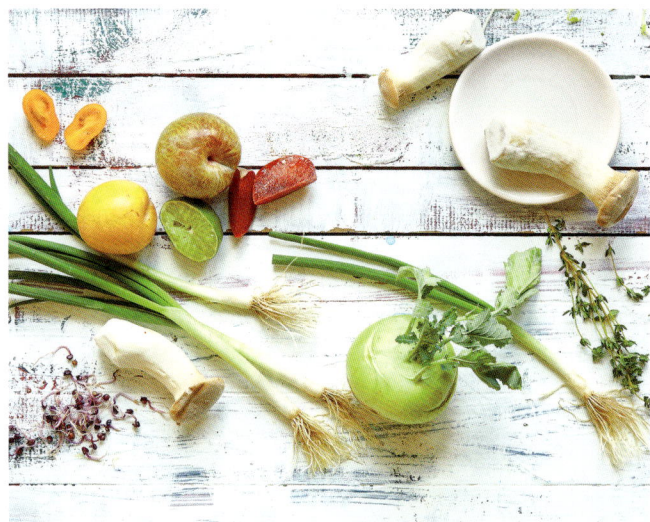

gen – am besten mit einem Peeling. Wer kein Peeling machen möchte, der startet die äußere Reinigung abends mit einem Basenbad.

2. Basenfastentag

Der zweite Fastentag kann alles mit sich bringen: Euphorie oder aber Spannungskopfschmerzen. Sollte Letzteres der Fall sein, machen Sie heute nochmal einen Einlauf. Dieser empfiehlt sich auch, wenn besonders starke Blähungen auftreten. Lassen Sie den Tag heute ruhig angehen, die Entlastung und die Entsäuerung beginnen, sich bemerkbar zu machen, und Müdigkeit kann häufig die Folge davon sein. Wer gestern kein Basenbad genommen hat, da er den Körper peelte, kann dies heute zum Ausklang tun. Ein warmes Basenbad ist ein angenehmer Tagesab-

schluss für den meist etwas zehrenden zweiten Tag.

3. Basenfastentag

Und, haben Sie sich schon vertraut gemacht mit dem Körperbürsten und weiterer Schönheitspflege? Klappt es mit der täglichen Routine bezüglich der Essenszeiten, dem Leberwickel und dem ausreichenden Schlaf? Wenn es noch nicht so klappt, dann ist es heute wichtig, wirklich Routine und gute Planung zu integrieren. Wagen Sie sich heute auch gern einmal an unbekannte basische Lebensmittel heran und versuchen Sie ein Rezept, das für Ihre gewohnte Küche eher exotisch wirkt. So bekommen Sie Abwechslung und neue Geschmackserlebnisse in Ihre Basenfasten-Kur.

4. Basenfastentag

Halbzeit beim Basenfasten und somit ein guter Zeitpunkt, den Körper, die Haut und das allgemeine Wohlbefinden durchzuscannen. Vielleicht gab es in den letzten Tagen vermehrt Entlastungserscheinungen wie eine belegte Zunge, eine erhöhte Urin- oder Stuhlmenge oder einen veränderten Schweißgeruch. All das weist auf eine gute Reaktion auf das Fasten hin. Vielleicht ist auch heute schon eine Veränderung auf der Haut sicht- und spürbar. Straffere Haut, weniger Hautschuppen, entspanntes Oberflächengefühl? Alles ist möglich, und da jeder Mensch unterschiedlich ist, sind auch die Reaktionen unterschiedlich. Je mehr Sie heute das Augenmerk auf positive Veränderungen lenken, desto einfacher wird es, die nächsten Tage mit Leichtigkeit weiter zu fasten.

5. Basenfastentag

Lassen Sie es heute am besten nochmal ruhig angehen, nehmen Sie sich viel Zeit für sich und genießen Sie vor allem Entspannungseinheiten. Stöbern Sie nochmal in Ruhe bei den Rezepten und den Schönheits-Pflege-Tipps, vielleicht haben Sie bisher etwas übersehen, was Ihnen geschmacklich oder in Sachen Hautpflege sehr zusagt. Oder werden Sie kreativ und überlegen sich ein ganz persönliches basisches Rezept. Da die basische Küche so viel zu bieten hat, wird es ein Leichtes sein, das eigene Lieblingsgemüse in eine köstliche Speise mit feinen Kräutern, Ölen und Gewürzen zu verzaubern.

6. Basenfastentag

Gönnen Sie sich heute nochmal einen Frische- und Kreislaufkick in Form einer ausgedehnten Bewegungseinheit. Auch das Planen für die Zukunft, was Bewegung betrifft, wäre heute ratsam.

Richtung Ende der Kur ist es manchmal angesagt, nochmal seinen Flüssigkeitskonsum unter die Lupe zu nehmen. Trinken Sie noch ausreichend? Und wie sieht es z. B. mit der Umgewöhnung weg von Kaffee oder schwarzem Tee hin zu Kräutertees und Wasser aus? Dies ist etwas, was auch nach dem Basenfasten gern weiterhin Bestand haben darf.

7. Basenfastentag

Endspurt oder Etappensieg? Wenn Sie heute beschließen, dass es der letzte Tag Ihrer Basenfasten-Kur ist, dann bereiten Sie sich geistig auf den sanften Umstieg ab morgen vor. Kochen Sie heute nochmal Ihre Lieblingsgerichte und gönnen Sie sich zum Tagesabschluss eine Schönheitspflege Ihrer Wahl. Spüren Sie nochmal intensiv in den Körper hinein und notieren Sie im Tagebuch alle Veränderungen, die Sie hauttechnisch und auch im restlichen Organismus sowie auf der Gemütsebene wahrnehmen. Wenn das Gesundheitserlebnis Basenfasten Sie allerdings noch fest im Griff hat, dann fasten Sie gern noch ein paar Tage weiter. Basenfasten kann bedenkenlos 2–3 Wochen am Stück durchgeführt werden.

Den **basischen** Beauty-Weg **weitergehen**

Die Fastenwoche ist geschafft und nun geht es darum, den erlangten Erfolg zu erhalten bzw. besser noch auszubauen. Dies kann aber nur gelingen, wenn der Alltag basenreich und hautfreundlich bleibt. Es gibt mehrere Möglichkeiten, den Säure-Basen-Haushalt positiv zu unterstützen und tagtäglich etwas für die Hautgesundheit zu tun. Das Beste wäre, alle Optionen, so gut es geht, in der fastenfreien Zeit zu nutzen. Damit sichern Sie Ihre Vitalstoffzufuhr, halten die Säure-Basen-Balance in Schuss und stärken Ihre Haut.

Gönnen Sie sich täglich einen Basen-Teller

Wir empfehlen, nach einer Basenfasten-Kur täglich ein basisches Gericht bei den 3 Mahlzeiten beizubehalten. Wechseln Sie gern durch, morgens mal ein basisches Müsli, am nächsten Tag eine basische Suppe zum Abendessen und am Tag darauf einen knackigen Salat mit basischem Dressing zum Mittagessen usw. Natürlich gehen auch 2 basische Gerichte am Tag, je öfter, desto besser. Damit es nicht langweilig wird, stöbern Sie am besten immer wieder nach neuen basischen Gerichten oder kreieren eigene Basen-Teller. Denn auch weiterhin gilt: Je mehr Abwechslung auf dem Speiseplan steht, desto größer ist die Vitalstoffvielfalt im täglichen Leben.

Saure Rituale komplett weglassen oder ersetzen

Der Kaffee morgens fehlt Ihnen nicht mehr nach der Fasten-Kur? Super! Wieso dann wieder zurück in den sauren Morgenstart?! Wenn Ihnen nach dem Basenfasten saure Rituale wie Kaffee, das Stückchen Nachmittagskuchen oder die Chips am Abend nicht mehr hinterherlaufen oder Sie sie gut ersetzen konnten mit z. B. einer Tasse feinem Kräutertee morgens, dann bleiben Sie dabei. Dadurch wird der Alltag basischer und schlechte

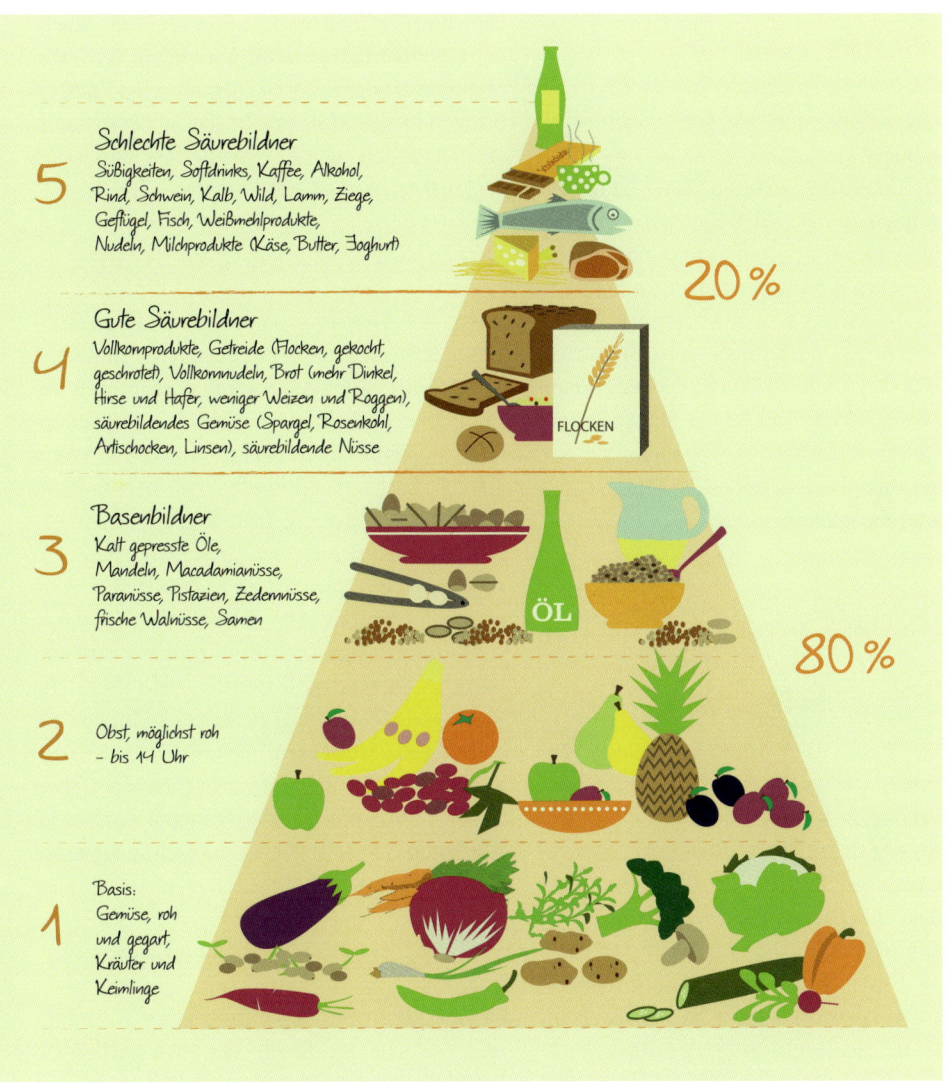

5 Schlechte Säurebildner
Süßigkeiten, Softdrinks, Kaffee, Alkohol,
Rind, Schwein, Kalb, Wild, Lamm, Ziege,
Geflügel, Fisch, Weißmehlprodukte,
Nudeln, Milchprodukte (Käse, Butter, Joghurt)

20 %

4 Gute Säurebildner
Vollkornprodukte, Getreide (Flocken, gekocht,
geschrotet, Vollkornnudeln, Brot (mehr Dinkel,
Hirse und Hafer, weniger Weizen und Roggen),
säurebildendes Gemüse (Spargel, Rosenkohl,
Artischocken, Linsen), säurebildende Nüsse

FLOCKEN

3 Basenbildner
Kalt gepresste Öle,
Mandeln, Macadamianüsse,
Paranüsse, Pistazien, Zedernüsse,
frische Walnüsse, Samen

ÖL

80 %

2 Obst, möglichst roh
– bis 14 Uhr

1 Basis:
Gemüse, roh
und gegart,
Kräuter und
Keimlinge

∧ **Ernähren Sie sich am besten auch nach Ihrer Beauty-Basenfasten-Woche – langfristig – basenreich und hautfreundlich: Diese Säure-Basen-Pyramide bietet dafür
eine gute Orientierung.**

Angewohnheiten werden zunehmend weniger.

Damit das auch auf Dauer so bleibt, empfehlen wir, in den Wochen nach dem Basenfasten sich mindestens einmal wöchentlich darüber Gedanken zu machen, ob die sauren Rituale wirklich ferngeblieben sind oder ob sie versuchen, sich langsam wieder einzuschleichen. Wenn Zweiteres der Fall ist, so unterbrechen Sie die schlechten Angewohnheiten am besten mit einem reinen Basentag; damit sind Sie schnell wieder auf der basenreichen Spur.

Die 7 Basics und die 10 Wacker-Regeln beherzigen

Die Basics und 10 Regeln (Seite 80) sind ein Muss für eine Basenfasten-Kur. Und auch danach unterstützen sie den ganzen Organismus, was die allgemeine Gesundheit betrifft. Das heißt zwar nicht, dass alles täglich strikt eingehalten werden muss, aber wer z.B. weiterhin nach 18 Uhr nichts mehr isst, hilft seinem Darm dabei, die tägliche Nachtruhe effektiv für die Regeneration zu nutzen. Auch das Zubereiten der Speisen nach den Wacker-Regeln kann gut in den Alltag integriert werden und erhöht damit die Vitalstoffdichte und die Verträglichkeit der Gerichte. Und erinnern Sie sich noch an Basic 6 und 7? Bewegung und Erholung

sind hier die Stichwörter. Eine tägliche Bewegungseinheit und gezielte Erholung in Form von Meditation oder anderen Entspannungsübungen bringen nicht nur etwas für die Schönheit, sondern verhelfen auch zu einem gelasseneren und zugleich wacheren Geist.

Entschärfen von Säuretreiben

Wenn sich Tierisches oder allgemein säuretreibende Nahrungsmittel auf dem Teller tummeln, ist das Entschärfen der »sauren Kost« mittels Basenbildnern eine gute Möglichkeit, um den Säure-Basen-Haushalt in Balance zu halten. Wenn Sie z.B. Lust auf ein Rindersteak haben, dann kombinieren Sie es mit Kartoffeln und einem basischen Salat, damit haben Sie vollen Genuss und zugleich eine ausgeglichene Mahlzeit. Oder eine klassische Brotzeit kann mit einer Gemüsesuppe vorab oder etwas Ofengemüse und basischem Wacker-Dip entschärft werden. Auch klassische Nudelgerichte wie Spaghetti mit Soße können basischer gestaltet werden, indem Sie Zucchini-Spaghetti unter die Weizennudeln mischen. Gehen Sie im Geiste Ihre Lieblingsgerichte durch und überlegen Sie sich, wie sie basisch aufgepeppt werden können.

Ein Basentag pro Woche

Bleiben Sie in Balance mittels eines Basentags in der Woche. An diesem Tag muss auch keine Darmreinigung gemacht werden. Mit einem rein basischen Tag füllen Sie Ihre Vitalstoffspeicher wieder auf und verhindern, dass sich wieder viele Säuren im Organismus anstauen. Er verhindert auch, dass sich ungesunde Rituale wie der kleine saure Snack am Nachmittag oder rein säurelastige Mahlzeiten wieder in den Alltag einschleichen. An diesem Tag wäre es auch sinnvoll, neben der basischen Kost auch der Haut etwas Gutes zu tun: Nehmen Sie ein Basenbad, führen ein Peeling durch oder eine andere schönheitspflegende Anwendung. Wer z. B. die Wacker-Balance-Kosmetik nutzt, kann an dem basischen Tag am Abend ein Peeling machen, um die Haut über Nacht noch zusätzlich bei der Regeneration zu unterstützen.

Am leichtesten ist es, wenn so ein angedachter Basentag wirklich von Woche zu Woche vorab eingeplant wird. Überlegen Sie sich, an welchem Wochentag die beste Gelegenheit dafür wäre. Laden Sie z. B. auch schon vorab eine Freundin dazu ein, mit Ihnen gemeinsam an diesem Tag ein basisches Abendessen zu genießen. So haben Sie einen kleinen Kontrollfaktor eingebaut. Das gezielte und wöchentliche Planen verhindert, dass Sie die Durchführung des Basentags von Tag zu Tag verschieben.

Hautschädiger meiden

Den größten Einfluss auf die Hautgesundheit können wir nehmen, indem wir, was für sie schädlich ist, so gut es geht meiden. Gehen Sie noch einmal kurz durch das Kapitel »Was unserer Haut zu schaffen macht« (Seite 34), und notieren Sie sich alle Hautschädiger, die Sie bei sich ausmachen können. Dann überlegen Sie sich, ob Sie Ihre persönlichen 3 größten Hautschädiger zum Guten verändern können. Sonnenanbeter z. B. könnten mehr Sonnenschutz in Form von Kleidung oder mineralischer Sonnencreme nutzen. Zucker-Fanatiker z. B. könnten versuchen, ihr Verlangen nach Süßigkeiten mit Obst und Nüssen zu stillen. Morgen-Snoozer z. B. könnten ihr morgendliches Ritual, noch fünf Minuten im Bett zu verweilen, unterbrechen, indem sie einen sehr lauten und unangenehmen Wecker außerhalb der Reichweite positionieren. Die Liste der Veränderungsmöglichkeiten ist unendlich. Erstellen Sie Ihr eigenes Umstellungsprogramm, um Ihren Hautschädigern den Wind aus den Segeln zu nehmen, und Ihre Haut wird es Ihnen mit einem strahlenden Teint, weniger Falten und einer besseren Abwehrkraft danken.

Planung der nächsten Basen-Beauty-Woche

Nach dem Fasten ist vor dem Fasten. Planen Sie am besten jetzt schon, wann Ihre nächste Basenfasten-Beauty-Kur in dem nächsten halben Jahr hineinpasst. Vielleicht können Sie mit der Vorausplanung auch den Partner, eine gute Freundin oder eine Arbeitskollegin dazu animieren, dass sie oder er bei der nächsten Fasten-Kur mitmacht. Oder Sie Fasten das nächste Mal in einem Basenfasten-Hotel, dann genießen Sie während eines entspannten Urlaubs alles, was der Haut und dem ganzen Organismus guttut.

Ein Basenfasten kann jährlich gern bis zu viermal gemacht werden. Wie häufig die Haut und der Organismus es nötig haben, hängt etwas von dem alltäglichen Lebensstil ab. Wer zwischen den Fastenkuren sehr basenreich isst und Entspannung und Erholung in seinem Alltag integriert hat, der hat vermutlich weniger Bedarf, häufiger als einmal im Jahr ein Basenfasten zu machen. Wer hingegen einen sehr „sauren Lebensstil" verfolgt, dem legen wir gut und gern etwas häufiger die Beauty-Kur von innen ans Herz.

So könnte eine basenreiche und hautfreundliche Woche aussehen

	Montag	Dienstag	Mittwoch
Essen	basisches Frühstück entschärftes Mittagessen Abendessen wie gewohnt	basenreiches Frühstück Mittagessen wie gewohnt basisches Abendessen	Basentag Frühstück, Mittagessen und Abendessen sind rein basisch
Trinken	morgens Kräutertee weiter 2–3 Liter Wasser über den Tag verteilt	morgens Tee oder Kaffee nach Wahl weiter 2–3 Liter Wasser über den Tag verteilt	morgens Kräutertee weiter 2–3 Liter Wasser über den Tag verteilt
Körperanwendung	Körperbürstung Körperreinigung mit eher neutral wirkendem Duschgel tagsüber Hautschutz durch leicht saure Körperlotion	Körperbürstung tagsüber Hautschutz durch leicht saure Körperlotion	Körperbürstung Basenbad oder Wacker-Peeling Maske, Packung etc. nach Wahl Leberwickel am Abend
Bewegung	30 Minuten spazierengehen	10 Minuten Power-Walk	45 Minuten sportliche Betätigung
Entspannung	morgendliche Kurzmeditation	Entspannen mit einem guten Buch	Entspannung in der Badewanne und beim Leberwickel

Donnerstag	Freitag	Samstag	Sonntag
basisches Frühstück entschärftes Mittagessen Abendessen wie gewohnt	Frühstück wie gewohnt Mittagessen wie gewohnt basisches Abendessen	basenreiches Frühstück Mittagessen wie gewohnt basisches Abendessen	»Alles-ist-erlaubt-Tag«
morgens Kräutertee weiter 2–3 Liter Wasser über den Tag verteilt	morgens Tee oder Kaffee nach Wahl weiter 2–3 Liter Wasser über den Tag verteilt	morgens Tee oder Kaffee nach Wahl weiter 2–3 Liter Wasser über den Tag verteilt	»Alles-ist-erlaubt-Tag«
Körperbürstung tagsüber Hautschutz durch leicht saure Körperlotion	Körperbürstung Körperreinigung mit eher neutral wirkendem Duschgel tagsüber Hautschutz durch leicht saure Körperlotion	Körperbürstung tagsüber Hautschutz durch leicht saure Körperlotion Maske, Packung etc. nach Wahl	Körperbürstung Körperreinigung mit eher neutral wirkendem Duschgel tagsüber Hautschutz durch leicht saure Körperlotion
20 Minuten Power-Walk	20 Minuten forderndes Yoga	45 Minuten sportliche Betätigung	»Alles-ist-erlaubt-Tag«
morgendliche Kurzmeditation	20 Minuten entspannende Yogaübungen	Freizeitaktivität genießen	»Alles-ist-erlaubt-Tag«

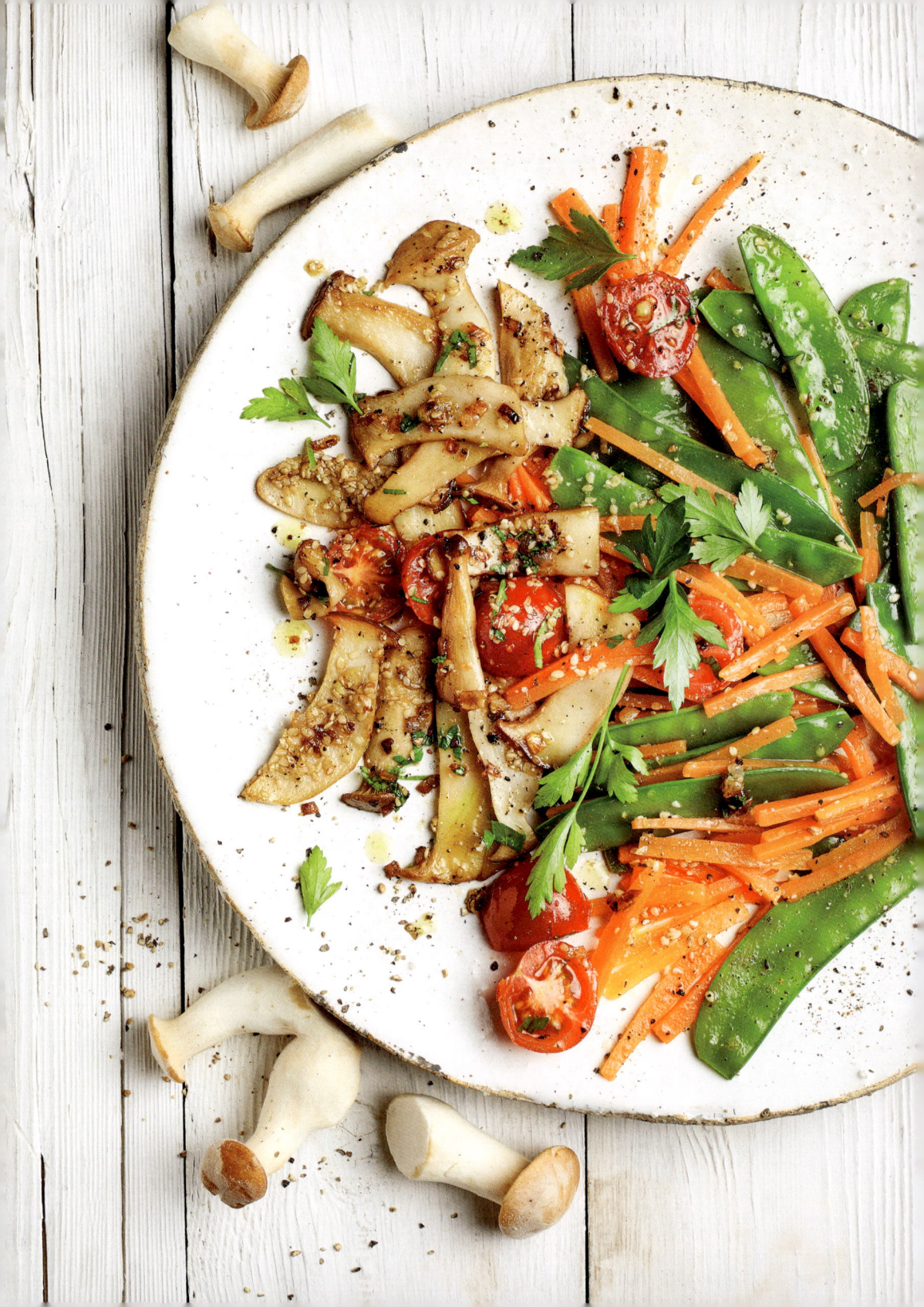

BASISCH

Rezepte für Ihre Basen-fasten-Beauty-Woche

Frühstück

Das basische Müsli beim Basenfasten besteht aus 2–4 Obstsorten der Saison und Erdmandelflocken oder gekeimten Getreideflocken. Fertigmüslis mit Zucker, ungekeimte Getreideflocken, ungekeimtes Pseudogetreide wie Hirse, Amaranth oder Quinoa, Milch, Sahne, Joghurt oder andere Milchprodukte bleiben in der Basenfasten-Beauty-Woche erst mal außen vor. Welche Obstsorten Sie beim basischen Müsli verwenden, entscheidet neben der Saison auch der Reifegrad. Nur im reifen Zustand enthält die Frucht die so hoch gelobten Vitamine, Mineralstoffe, Spurenelemente und sekundären Pflanzenstoffe und wird leichter verdaut.

Himbeermüsli mit Erdmandelflocken

Für 2 Personen | 10 Min.

2 reife Bananen
1 kleine Schale Himbeeren
½ Limette
2 EL gehackte Pistazienkerne oder Mandeln
6 EL Erdmandelflocken

• • •

Bananen in Scheiben schneiden und auf 2 Schalen verteilen. Die Hälfte der Himbeeren dazugeben. — Die andere Hälfte der Himbeeren mit der Gabel zerdrücken, mit dem Limettensaft vermischen und über das Obst verteilen. Pistazien oder Mandeln und die Erdmandelflocken über die Obstmischung streuen.

Beerenmüsli mit gekeimtem Buchweizen

Für 2 Personen | 5 Min.

1 kleine Schale Waldheidelbeeren
1 kleine Schale Himbeeren
8 EL gekeimter Buchweizen
1 Tasse Mandelmilch
2 EL gehackte Mandeln

• • •

Die Beeren waschen, abtropfen lassen und mit dem gekeimten Buchweizen und der Mandelmilch vermischen. In 2 Schalen anrichten und die gehackten Mandeln darüber verteilen.

Himbeermüsli mit Erdmandelflocken >

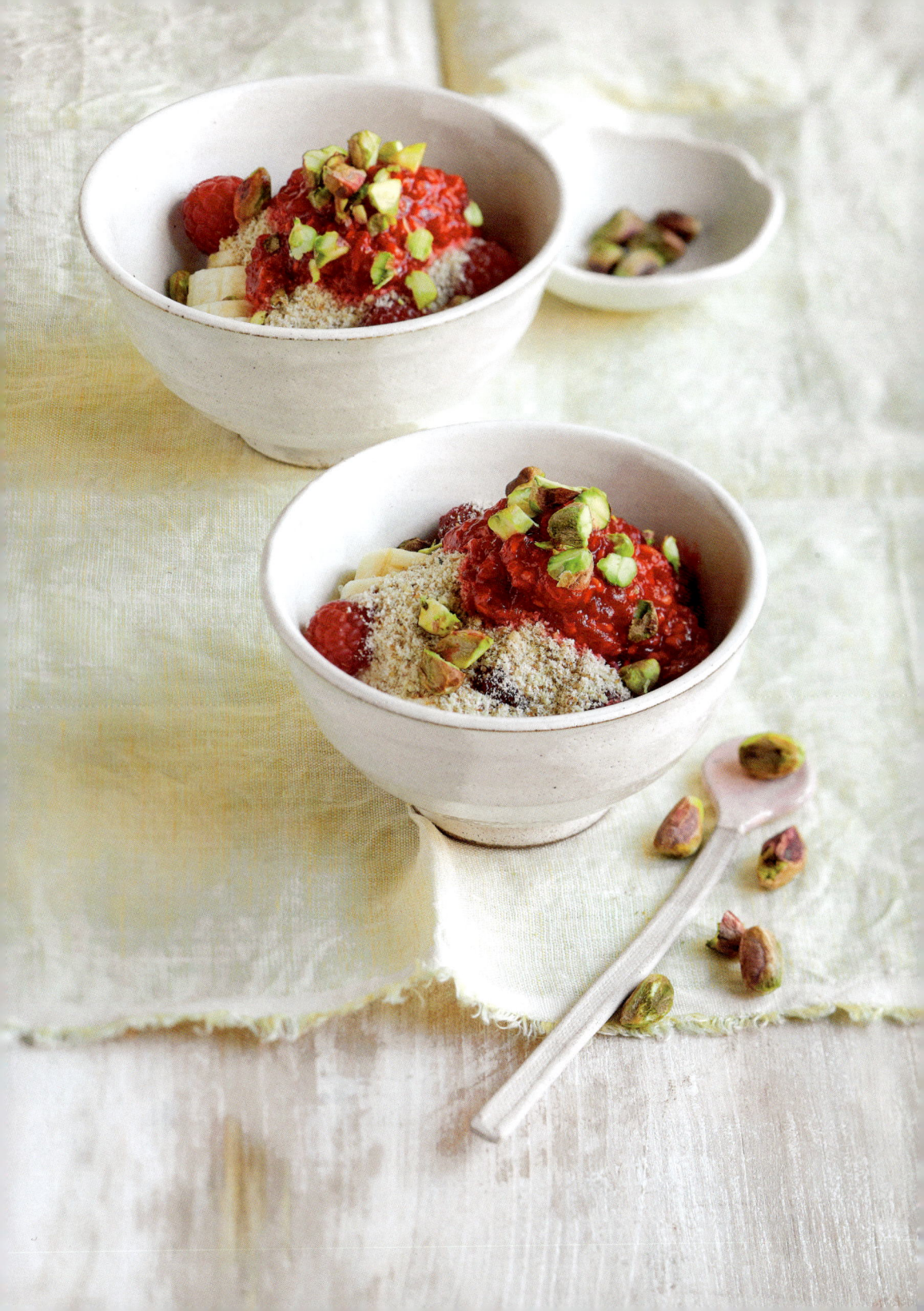

Porridge aus gekeimtem Hafer

Für 2 Personen | 10 Min.

1 Mandarine
8 EL gekeimte Haferflocken
ca. 160 ml Wasser
1 mittelgroße Karotte
½ Bio-Apfel mit Schale
einige Granatapfelkerne

• • •

Die Mandarine auspressen. Die gekeimten Haferflocken in einen Topf geben und mit dem Wasser kurz aufkochen. Die Karotte schälen und fein reiben. Den Apfel abwaschen, fein reiben und den Mandarinensaft untermischen. — Nun das Porridge in einen Servier-Ring geben und obendrauf die geriebenen Karotten und den geriebenen Apfel geben. Die Granatapfelkerne darüber verteilen.

Beauty Bowl mit Granatapfel

Für 2 Personen | 10 Min.

1 Minneola (oder 1 Orange)
1 Apfel
1 Banane
4 EL Wacker gekeimtes Müsli
3 EL Granatapfelkerne

• • •

Die Minneola filetieren und den Saft aufheben. Den Apfel abwaschen und grob reiben. Und die Banane in Scheiben schneiden. — Den Saft der Minneola über den geriebenen Apfel geben, mit dem Müsli vermischen und in eine Schüssel geben. — Je eine Reihe Bananenscheiben, Minneolafilets und Granatapfelkerne darübergeben und mit etwas Minze dekorieren – fertig ist die Beauty-Bowl.

TIPP Es gibt 2 verschiedene Arten, wie man die Granatapfelkerne aus der Schale bekommt: Die Kerne aus einem halbierten Granatapfel mit einem Löffel in ein tiefes Gefäß schlagen. Oder: Sie entfernen den Strunk des Granatapfels oben und unten, brechen diesen dann in 3 oder 4 Teile und entfernt die Kerne mit den Fingern von der weißen Haut.

Honigmelone–Brombeer-**Müsli**

Für 2 Personen | 10 Min.

1 reife Honigmelone
1 kleine Schale reife Brombeeren
4 EL Erdmandelflocken
2 EL gekeimter Buchweizen
2 EL gehackte Paranüsse
(oder Mandeln)

• • •

Die Honigmelone schälen, die Kerne herausnehmen und den Saft auffangen. Je nach Größe der Melone ca. ¼ des Fruchtfleisches mit der Gabel zerdrücken, damit etwas mehr Saft entsteht. — Das übrige Fruchtfleisch klein schneiden und die Hälfte der Brombeeren dazugeben. — Die andere Hälfte der Brombeeren mit der Gabel zerdrücken, mit dem Saft der Melone mischen und über das Obst verteilen. Die Erdmandelflocken und den gekeimten Buchweizen untermischen. — Auf 2 Schüsseln oder Teller verteilen und die gehackten Paranüsse oder Mandeln darüberstreuen.

TIPP Gekeimten Buchweizen erhalten Sie online oder im Bioladen. Oder Sie ziehen sich Ihre Keimlinge selbst.

Crunchiges Aprikosen-**Müsli**

Für 2 Personen | 10 Min.

6 reife Aprikosen
1 Schale Heidelbeeren
1 Orange
4–6 EL Wacker gekeimtes Nussmüsli

• • •

Die Aprikosen waschen, den Stein entfernen und 5 in Würfel und 1 in Streifen schneiden. Die Heidelbeeren waschen und zu den Aprikosenwürfeln geben. Die Orange auspressen und den Saft darübergeben. — 4 EL gekeimtes Nussmüsli mit dem Obst vermischen. Die restlichen 2 EL Müsli kurz in einer Pfanne anrösten. — Das Müsli auf 2 Schalen verteilen, die Heidelbeeren, ein paar Aprikosenstreifen und den Nussmüsli-Crunch darüber verteilen.

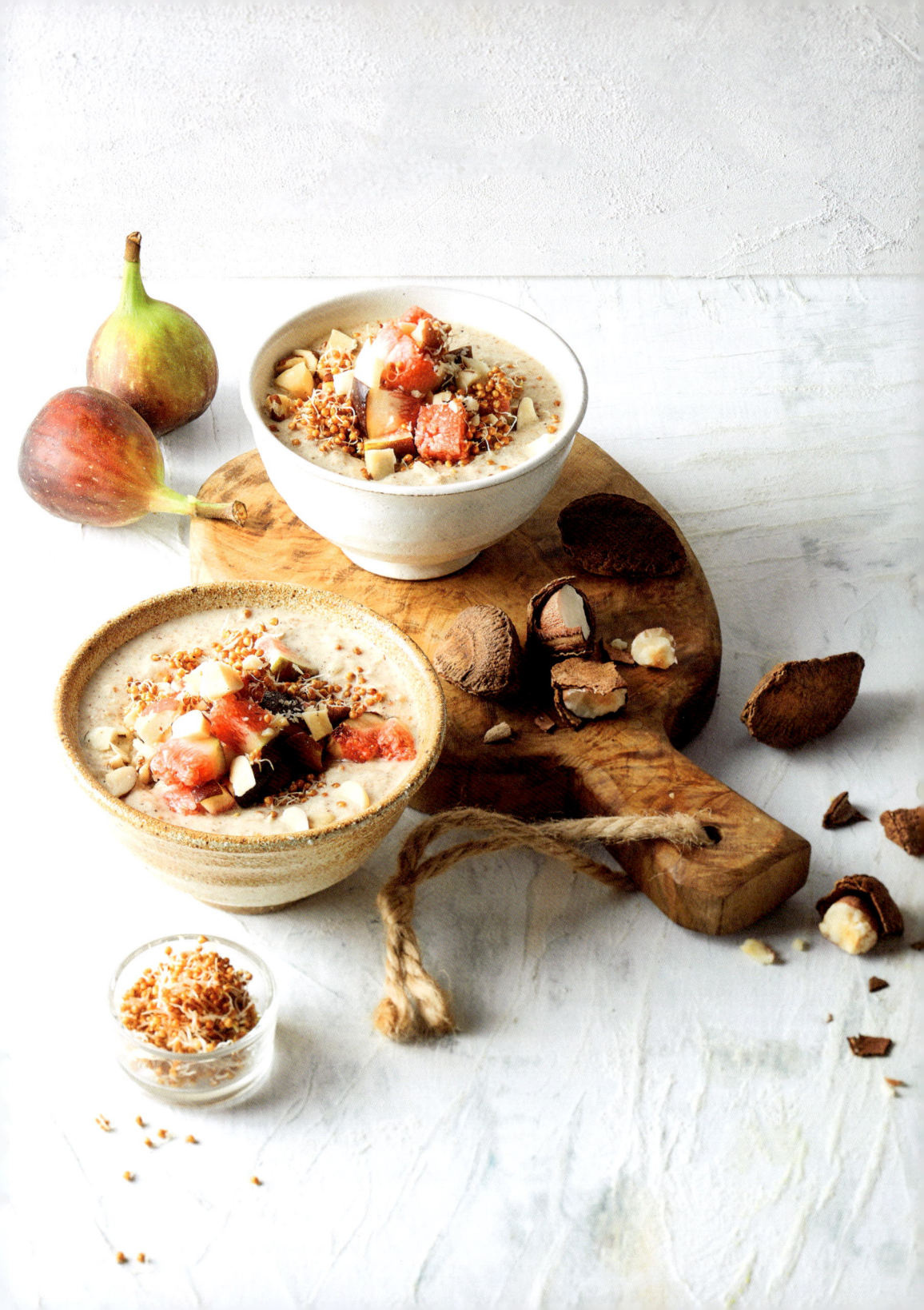

Erdmandelporridge
mit **Feigen**

Für 2 Personen | 10 Min.

10 EL geröstete Erdmandelflocken
300 ml Mandelmilch
8 getrocknete oder frische Feigen
2 reife Bananen
2 EL gekeimte Hirse
(oder gekeimte Braunhirse)
2 EL gehackte Paranüsse

• • •

Die Erdmandelflocken mit der Mandelmilch
übergießen, umrühren und kurz aufquellen
lassen. — Die Feigen in kleine Stückchen
schneiden. Die Bananen schälen, mit einer
Gabel zerdrücken und mit der gekeimten
Hirse und den gehackten Paranüssen zum
Porridge geben.

TIPP Gekeimte Hirse getrocknet gibt es
im Wacker-Shop. Man kann sie auch leicht
selbst keimen lassen.

Vierjahreszeiten-
Müsli

Für 2 Personen | 10 Min.

1 Mandarine
1 Banane
1 EL Mandelmus
1 mittelgroßer Apfel
3 EL Wacker gekeimte Haferflocken
1 Feige – im Winter eine getrocknete

• • •

Die Mandarine auspressen. Die Banane schälen und mit einer Gabel zerdrücken. Das
Mandelmus unterrühren. — Den Apfel waschen und auf einer Reibe fein reiben. Den
Mandarinensaft unter die gekeimten Haferflocken geben und alles liebevoll auf einem
Teller anrichten.

Beauty-Smoothie mit Granatapfel

Für 2 Personen | 10 Min.

1 Grapefruit
1 Minneola
1 Handvoll Heidelbeeren
1 Banane
1 Handvoll Granatapfelkerne
½ Apfel

• • •

Die Grapefruit und die Minneola filetieren und den Saft aufheben. Die Heidelbeeren abwaschen und abtropfen lassen. Den Apfel waschen, abtrocknen und eine Hälfte grob würfeln. Die Banane schälen und in Stücke schneiden. — Alles in einen Blender oder Mixer oder mit einem Mixstab zerkleinern. Wer keine Kerne mag, kann den Smoothie noch durch ein feines Sieb drücken. In 2 Gläsern anrichten.

Chiapudding im Glas

Für 2 Personen | 15 Min. + 1 Std. Einweichzeit

4 EL Chiasamen
120 ml ungesüßte Mandelmilch
½ reife Mango
1 Grapefruit
4 EL gekeimtes Wintermüsli

• • •

Die Chiasamen mit der Mandelmilch ca. 1 Stunde einweichen. Die Mango schälen und in kleine Würfel schneiden. Die Grapefruit filetieren, d. h. die äußere Schale abschneiden, bis das Fruchtfleisch zu sehen ist, dann die einzelnen Fruchtstücke rausschneiden. — Dieses Frühstück ist besonders ansprechend, wenn es im Glas geschichtet wird. Zuerst den Chiapudding, dann die Mangowürfel, dann das Müsli und zum Schluss die Grapefruitfilets. — Einige Grapefruitfilets mit der Gabel zerdrücken, damit über die fertigen Schichten noch etwas Grapefruitsaft geträufelt werden kann.

Chiapudding im Glas >

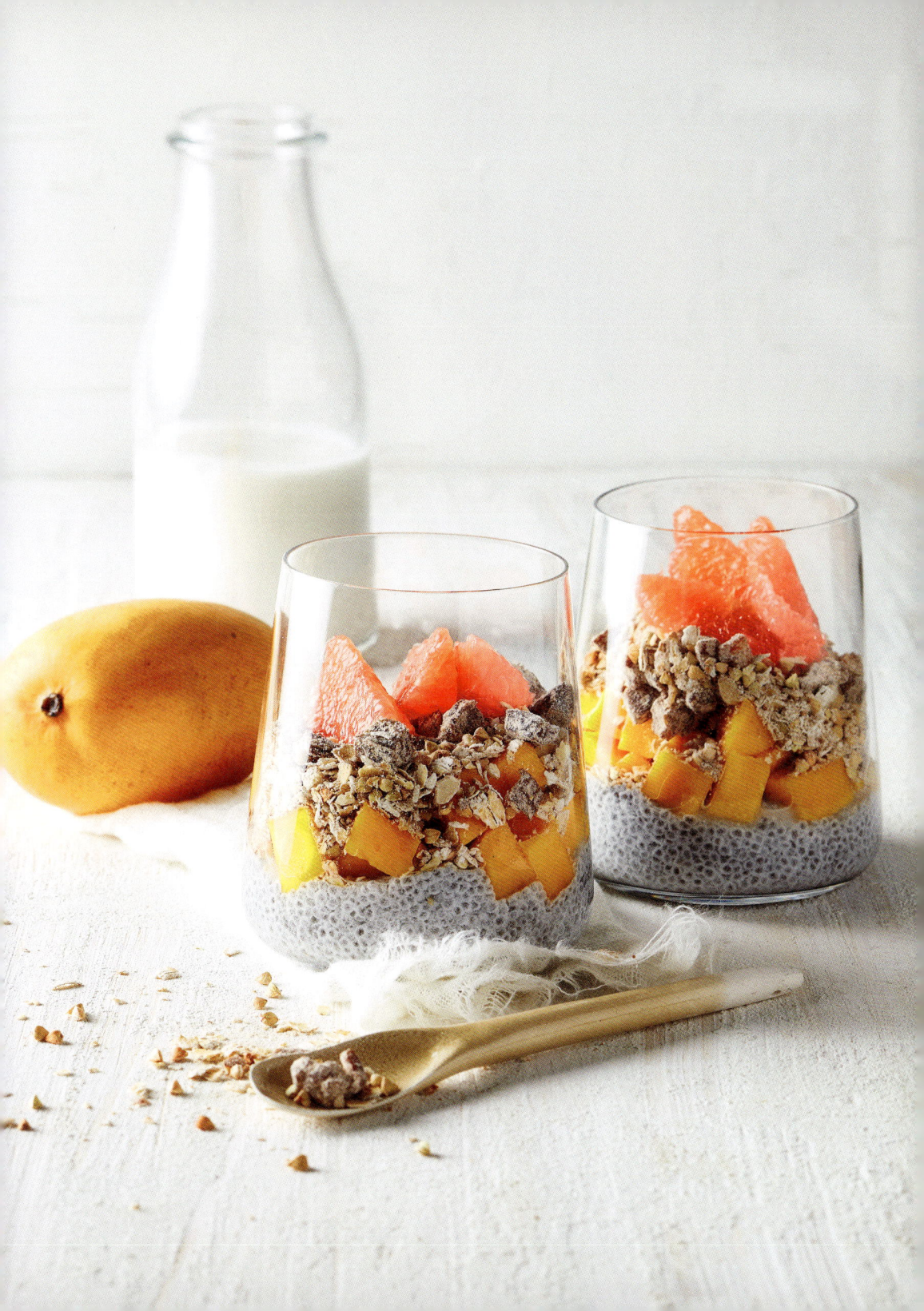

Salate für mittags

Salate gehören beim Basenfasten mittags auf den Tisch, besonders dann, wenn es Rohkostsalate sind. Denn Rohkost gibt es beim Basenfasten nur bis 14 Uhr. Die Salate stecken voller Vitalstoffe, denn es sind nicht einfach nur Blattsalate. Sie sind stets mit köstlichen basischen Zutaten wie Kernen, Nüssen und Keimlingen getoppt. Weg vom langweiligen Beilagensalat und hin zum superleckeren und gut sättigenden Mittagessen.

Beauty-Bowl: Feldsalat mit Avocado

2 Personen | 15 Min.

100 g Feldsalat
1 kleine Rote Bete
1 reife Avocado
2 Mandarinen
etwas Mandelöl
etwas Kräutersalz
etwas weißer frisch gemahlener Pfeffer

• • •

Den Feldsalat gründlich waschen und in einer Salatschleuder trocken schleudern. Die Rote Bete waschen, schälen und fein raspeln. — Die Avocado halbieren, entkernen und in dünne Streifen schneiden. Eine Mandarine schälen und in Filets zerteilen. — Für das Dressing die andere Mandarine halbieren und auspressen. Mit etwas Mandelöl und Salz und Pfeffer verrühren und abschmecken. — Alles in 2 Schüsseln anrichten: jeweils etwas Feldsalat in die Mitte geben, rechts und links Rote-Bete-Raspel, Avocadostreifen und Mandarinenfilets drapieren. Dann das Dressing über die 2 fertigen Bowls geben.

Beauty-Bowl: Feldsalat mit Avocado >

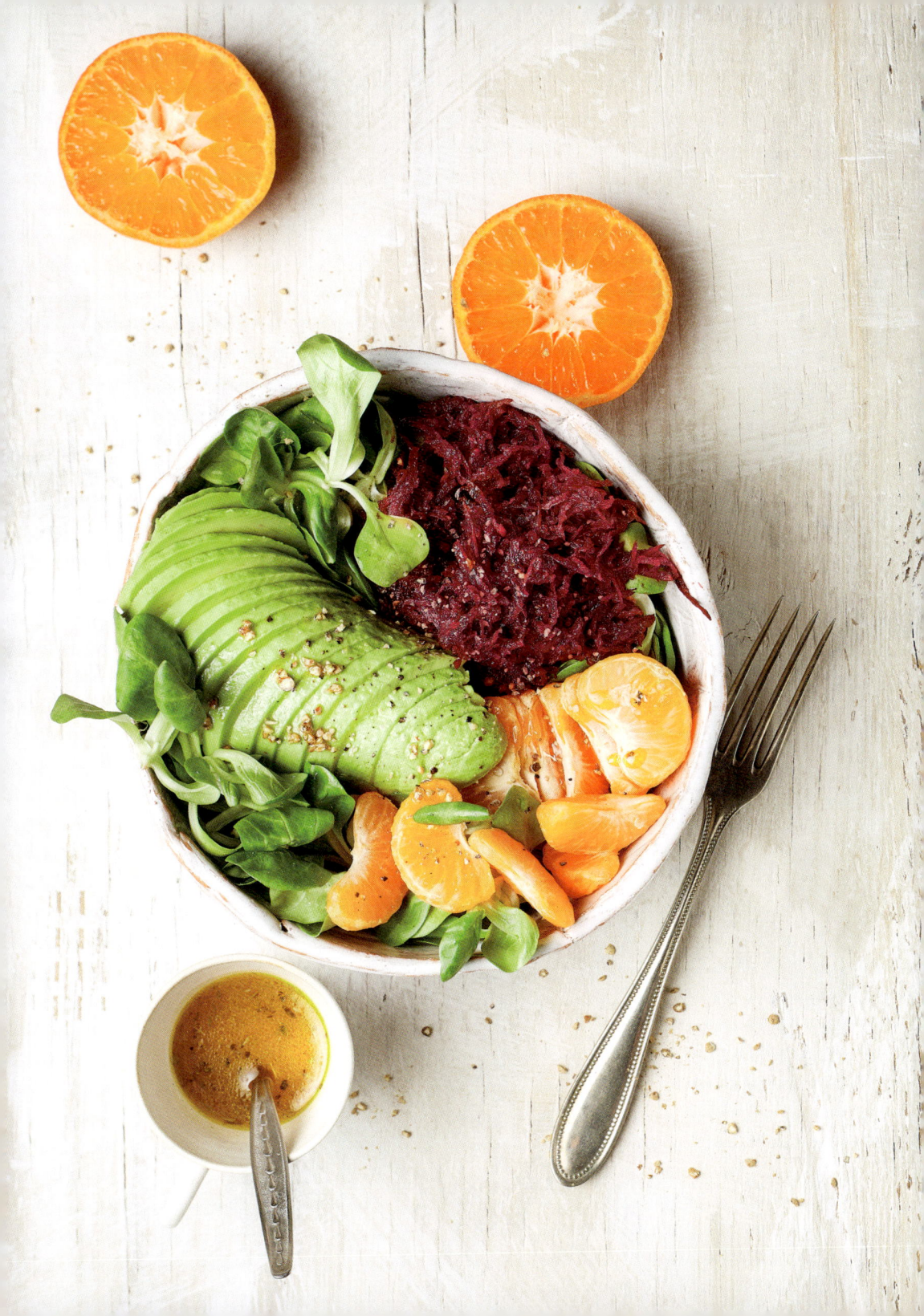

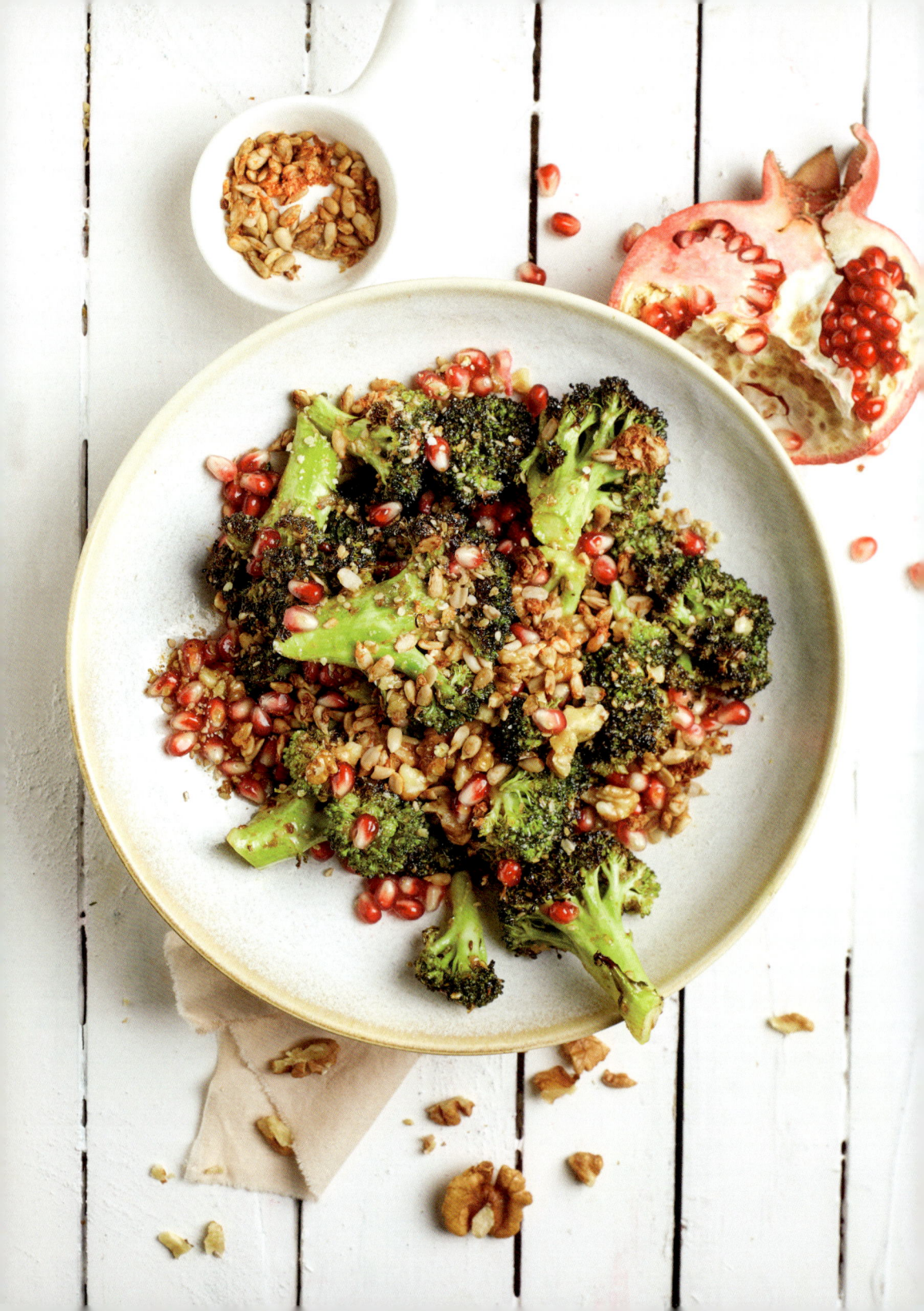

Brokkoli-Walnuss-Salat mit gekeimten Sonnenblumenkernen

2 Personen | 25 Min.

Den Backofen auf 220 °C vorheizen. Brokkoli waschen, den Strunk abschneiden und Brokkoli in kleine Röschen trennen. — Die Röschen mit 2 EL Olivenöl, Sesamsalz und buntem Pfeffer vermischen und auf einem mit Backpapier ausgelegten Backblech verteilen. Im Backofen ca. 10–15 Minuten garen, sodass der Brokkoli noch bissfest bleibt. — Die Walnüsse knacken und die Kerne klein hacken. — Die Zutaten für das Dressing vermischen. — Die Brokkoli-Röschen, die gekeimten Sonnenblumenkerne und die Walnüsse in eine Schüssel geben und mit dem Dressing vermischen. Die Granatapfelkerne darüber verteilen.

TIPP Die Sonnenblumenkerne für das Salattopping können Sie auch selbst keimen.

Für den Salat:
2 frische Brokkoli
(ca. 500 g)
2 EL Olivenöl
½ TL Sesamsalz
frisch gemahlener Pfeffer
nach Belieben
3 EL Wacker Salattopping
mit gekeimten Sonnenblumenkernen
50 g frische Walnüsse
3–4 EL Granatapfelkerne
• • •
Für das Salatdressing:
6 EL natives, kalt
gepresstes Olivenöl
1 EL Limettensaft,
frisch gepresst
1 EL Kokosblütensirup
½ TL Kurkuma
etwas Sesamsalz
etwas frisch gemahlener
bunter Pfeffer
1 Prise gemahlene
Muskatnuss
• • •

Karotten-Sellerie-Salat mit Rote-Bete-Püree

2 Personen | 30 Min.

Für das Rote-Bete-Püree:
1 große Kartoffel
1 gekochte Rote Bete
etwas Kräutersalz
etwas frisch gemahlener
weißer Pfeffer
eventuell ein paar
Flohsamenschalen

• • •

Für den Salat:
2 Karotten
½ Knollensellerie
1 Limette
½ Orange
1 EL Bio-Sojasoße
1 EL Sesamöl
etwas Sesamsalz
(Gomasio)
etwas weißer Pfeffer
1 TL Sesam
3–4 Zweige frischer
Koriander
1 Bund Rucola
etwas Brat-Olive zum
Frittieren

• • •

Für das Rote-Bete-Püree: Die Kartoffel schälen und in etwas gesalzenem Wasser weich kochen und danach durch eine Kartoffelpresse drücken. In der Zwischenzeit die gekochte Rote Bete mit etwas Wasser pürieren. Alles in einer Schüssel vermengen und mit dem Kräutersalz und dem weißen Pfeffer abschmecken. Wenn die Masse zu flüssig ist, dann kann vorsichtig ½ EL Flohsamenschalen hinzugegeben werden. Das bindet das Rote-Bete-Püree. — Für den Karotten-Sellerie-Salat: Die Karotten und den Sellerie schälen und fein raspeln. Die Limette und die Orange auspressen. Nun die Sojasoße, das Sesamöl, den Saft der Limette und der Orange, das Sesamsalz, etwas Pfeffer und den gehackten Koriander verrühren und abschmecken. — Den Rucola-Salat abwaschen und gut abtropfen lassen. Die Brat-Olive in einem tiefen Topf auf maximal 160 °C erhitzen. Dann die gut getrockneten Rucolablätter darin frittieren, bis sie knusprig sind. Das ist daran zu erkennen, dass die Blätter leicht braun werden. — Besonders schön ist dieses Essen, wenn es im Glas angerichtet wird. Dabei wird wie folgt geschichtet: Rote-Bete-Püree, Karotten-Sellerie-Salat und dann der Rucola.

TIPP Übrigens: Wenn ein Glas mit Deckel verwendet wird, ist das ein wunderbarer To-go-Snack, auch fürs Büro.

Urkarotten-Salat mit **Birnen**

2 Personen | 15 Min.

4 mittelgroße Urkarotten
1 reife Bio-Birne
2 Frühlingszwiebeln
etwa 3 cm großes Stück Ingwerwurzel
2 EL Sesamöl, geröstet
1 Mandarine
1 TL Sesamsalz
etwas frisch gemahlener schwarzer
Pfeffer
1 EL Schwarzkümmelsamen
etwas Galgantpulver

• • •

Die Karotten unter fließendem Wasser mit der Gemüsebürste waschen und fein raspeln. Die Birne waschen, entkernen und mit der Schale in dünne längliche Steifen schneiden. — Die Frühlingszwiebeln waschen und in feine Ringe schneiden. Die Ingwerwurzel schälen, mit der Ingwerreibe fein reiben oder sehr klein schneiden. — Aus dem Sesamöl, dem ausgepressten Saft der Mandarine und den Gewürzen ein Dressing herstellen und mit den Zwiebeln unter die Karotten mischen. Auf 2 Teller geben und die Birnenscheiben über den Salat verteilen.

Wintersalat mit Mango-**Mandeldressing**

2 Personen | 10 Min.

2 Handvoll Feldsalat
1 ganze reife Mango
1 Schale Kresse
3 EL Mandelöl, gern auch geröstet
etwas Sesamsalz (Gomasio)
etwas frisch gemahlener weißer
Pfeffer
2 EL gehackte Mandeln

• • •

Den Feldsalat waschen, putzen und abtropfen lassen. Die Mango schälen und das Fruchtfleisch von dem Kern lösen. Etwa ¼ des Fruchtfleisches in feine Würfel schneiden. Das restliche Fruchtfleisch in einen Mixer geben und mit Mandelöl, etwas Wasser und den Gewürzen fein pürieren. — Den Salat in eine Schüssel geben und mit dem Dressing mischen. Die Mangowürfel, die Mandeln und die Kresse über dem Salat verteilen.

Kartoffelsalat mit Avocado-**Mayonnaise**

2 Personen | 30 Min.

4 Kartoffeln, rosa Tannenzapfen
1 rote Zwiebel
20 g Babymangold
½ reife Avocado
etwas Sesamsalz
etwas weißer Pfeffer, gemahlen
2 EL Mandelmilch
etwas Avocadoöl

• • •

Die Kartoffeln im Gemüsedämpfer garen, pellen und in Scheiben schneiden. Die Zwiebel schälen und in feine Würfel schneiden. Den Babymangold waschen und abtropfen lassen. — Für die Avocado-Mayonnaise eine halbe Avocado schälen und mit etwas Sesamsalz, frisch gemahlenem Pfeffer und Mandelmilch cremig pürieren. — Die Kartoffelscheiben, die Zwiebelwürfel und 2 EL von der Avocado-Mayonnaise verrühren. Nach eigenem Geschmack mit Salz und Pfeffer würzen. Und zum Schluss den Babymangold unterheben. Alles auf einem Teller anrichten und noch etwas Avocadoöl darüberträufeln.

Brunnenkresse**salat** mit **Granatapfel**

2 Personen | 15 Min.

200 g Brunnenkresse
½ Zitrone
½ Granatapfel
2 EL Agavendicksaft
2 EL geröstetes Mandelöl
100 ml Gemüsebrühe ohne Hefe
und ohne Zusatzstoffe
Sesamsalz (Gomasio)
frisch gemahlener schwarzer Pfeffer
100 g gekeimter Buchweizen
4 EL Granatapfelkerne
2 EL gehackte Mandeln
(oder Paranüsse)

• • •

Die Brunnenkresse waschen und die Blätter vom Stiel zupfen. Die Zitrone auspressen. Die Granatapfelkerne des halben Granatapfels lösen und mit dem Agavendicksaft, dem Mandelöl, der Gemüsebrühe in einem Mixer fein pürieren und mit den Gewürzen abschmecken. — Brunnenkresseblätter mit den Buchweizenkeimlingen mischen und auf 2 Tellern anrichten. Das Granatapfeldressing gleichmäßig über den Salat verteilen. Die Granatapfelkerne und die gehackten Mandeln oder Paranüsse darüberstreuen.

Kartoffelsalat mit Avocado-Mayonnaise >

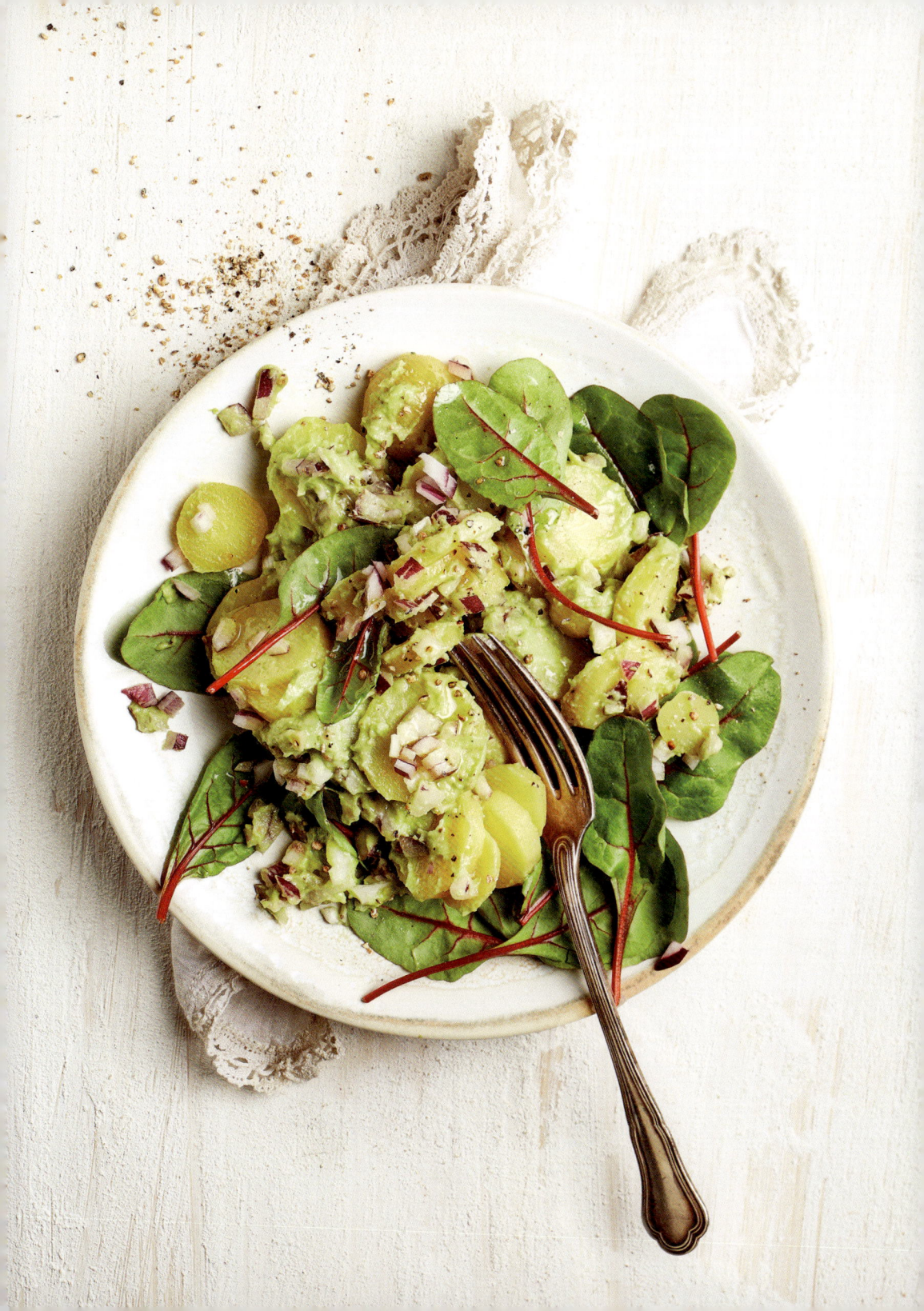

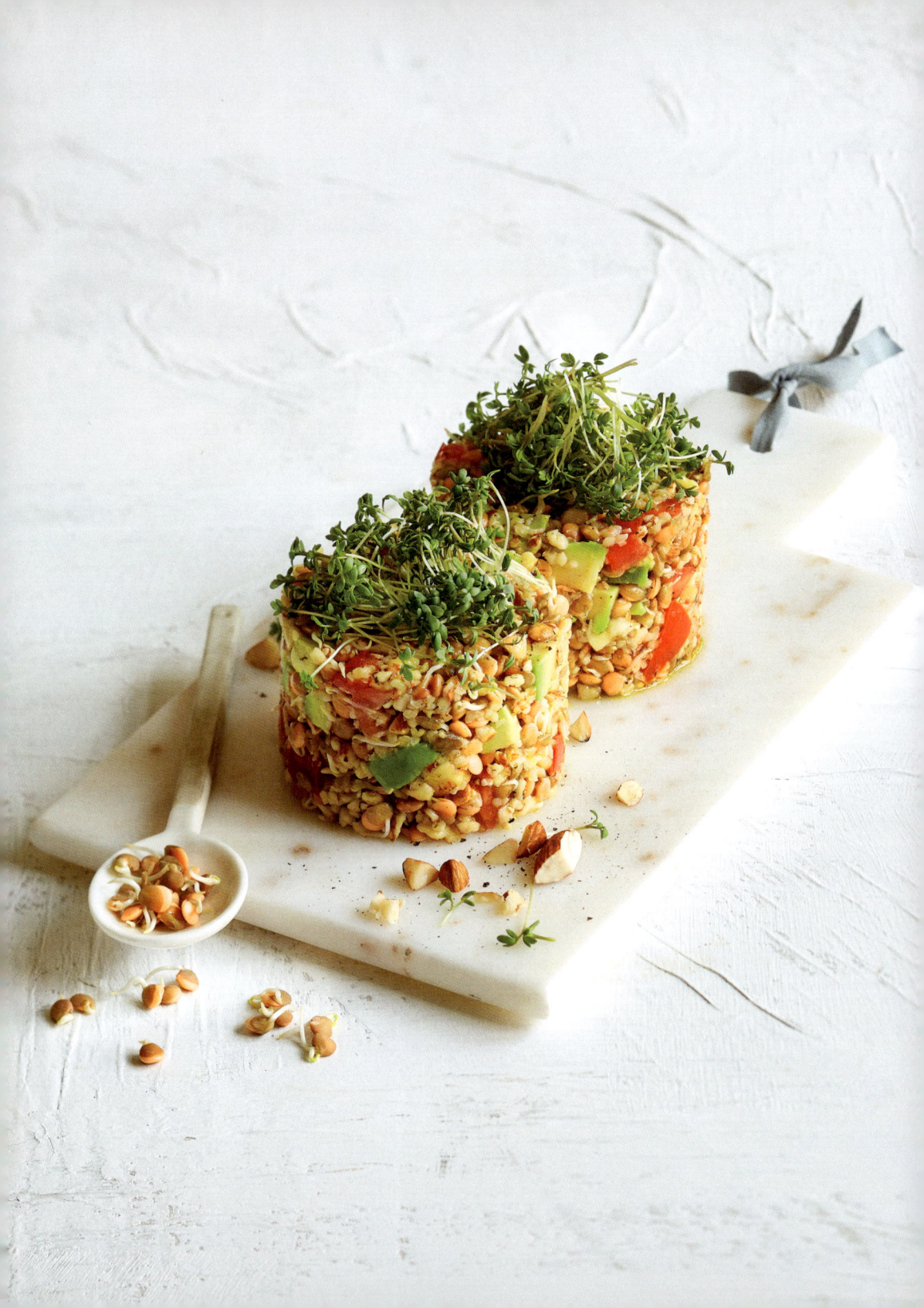

Tatar von gekeimten Berglinsen und Avocado

Für 2 Personen | 15 Min. + bitte die Berglinsen 2 Tage davor zum Keimen ansetzen

---

1 kleine Limette
2 reife Avocados
4 reife Eiertomaten (im Winter getrocknete Tomaten)
8 EL gekeimte Berglinsen
8 EL fein gehackte Mandeln
2 EL Avocadoöl
1 TL Kräutersalz
frisch gemahlener schwarzer Pfeffer
1 Schale Gartenkresse

• • •

Die Limette auspressen. Die Avocados halbieren, auslösen, den Kern entfernen. Die Avocados in feine Würfelchen schneiden und den Limettensaft darüberträufeln. Die Tomaten waschen, achteln und daruntermischen. — Die gekeimten Berglinsen zusammen mit dem Öl, den gehackten Mandeln und den Gewürzen unter die Avocado-Limetten-Mischung geben. — Geben Sie dem Tatar in einem Speisenring Form und verteilen Sie die Kresse über die 2 Portionen.

Kartoffelsalat mit Kapuzinerkresse

---

2 Personen | 30 Min.

---

200 g mittelgroße vorwiegend festkochende Kartoffeln
½ rote Zwiebel
1 Stange Frühlingslauch
½ Bund Glattpetersilie
einige Blüten und Blätter der Kapuzinerkresse
100 ml Gemüsebrühe ohne Hefe und ohne Zusatzstoffe
frisch gemahlener bunter Pfeffer
Kräutersalz

• • •

Die Kartoffeln waschen und im Gemüsedämpfer 15–20 Minuten garen. — In der Zwischenzeit die Zwiebel schälen und in feine Würfel schneiden. Den Frühlingslauch waschen und in feine Ringe schneiden. — Die Glattpetersilie und die Blätter der Kapuzinerkresse waschen, abtropfen lassen und in feine Streifen schneiden. Die Kapuzinerkresseblüten für die Dekoration aufheben. — Die Kartoffeln noch in heißem Zustand pellen, in dünne Scheiben schneiden und in eine Schüssel geben. Die Gemüsebrühe und die Gewürze dazugeben und abschmecken. — So lange ziehen lassen, bis die Flüssigkeit der Gemüsebrühe fast eingezogen ist. Kurz vor dem Servieren die Petersilie und die Kresseblätter unterheben. Den fertigen Salat mit den Blüten der Kapuzinerkresse dekorieren.

< Tatar von gekeimten Berglinsen und Avocado

Wildkräuter-Salat
mit Kräuterseitlingen

2 Personen | 15 Min.

200 g Wildkräutersalat
100 g Kräuterseitlinge
2–3 EL Brat-Olive
etwas Sesamsalz
etwas frisch gemahlener bunter
Pfeffer
½ Granatapfel
½ Zitrone
2 EL natives Olivenöl
2 EL gehackte Paranüsse
4 EL gekeimter Buchweizen

• • •

Den Wildkräutersalat waschen, abtropfen lassen und in mundgerechte Stücke zupfen. — Die Kräuterseitlinge in Scheiben schneiden und mit etwas Brat-Olive vorsichtig anbraten und würzen. — Die Kerne aus dem halben Granatapfel lösen, den Saft der Zitrone, das Olivenöl und die Gewürze vermischen und das Dressing über die Wildkräuter geben. Die gehackten Paranüsse und den gekeimten Buchweizen über den Salat verteilen.

Chicorée-Salat mit gekeimten Beluga-linsen

2 Personen | 15 Min.

1 großer Chicorée
1 mittelgroße Karotte
4 EL gekeimte Belugalinsen
1 Mandarine
4 EL Avocadoöl
etwas Sesamsalz
frisch gemahlener schwarzer Pfeffer
2 EL Sesam

• • •

Die äußeren Blätter vom Chicorée und den Strunk entfernen, die Blätter waschen und abtropfen lassen. Die Hälfte der Chicoréeblätter in kleine Streifen schneiden, die andere Hälfte für die Deko zur Seite legen. — Die Karotte unter fließendem Wasser mit der Gemüsebürste säubern, trocken tupfen und mittelgrob raspeln. Die Chicoréestreifen und die gekeimten Belugalinsen dazugeben. — Die Mandarine auspressen. Aus Avocadoöl, Mandarinensaft, Sesamsamen, Sesamsalz und dem schwarzen Pfeffer ein Dressing zubereiten. Das Dressing unter den Salat mischen, den Salat auf 2 kleine Schüsseln verteilen und die restlichen Chicoréeblätter an den Rand der Schüssel stecken.

Spinatsalat mit Mandel-dressing

2 Personen | 20 Min.

Babyspinat waschen und abtropfen lassen. Die Karotte unter fließendem Wasser mit der Gemüsebürste säubern, trocken tupfen und raspeln. — Avocado halbieren und den Kern entfernen. Fruchtfleisch mit dem Löffel aus der Schale lösen und in dünne Scheiben schneiden. — Mandarine auspressen. Avocadoöl, Mandelmus, Mandarinensaft, gehackte Mandeln, Sesamsamen, Sesamsalz und schwarzen Pfeffer in eine kleine Schüssel geben und gut verrühren. — Spinat, Karottenraspel und Avocadoscheiben in eine Salatschüssel geben und mit dem Mandeldressing mischen. — Kresse vom Beet schneiden. Den Rucolasalat auf 2 Teller verteilen und mit der Kresse garnieren.

160 g Babyspinat
1 Karotte
1 reife Avocado
1 Mandarine
3 EL Avocadoöl
3 EL Mandelmus
2 EL gehackte Mandeln
2 EL schwarze Sesamsamen
2 TL Sesamsalz (Gomasio)
frisch gemahlener schwarzer Pfeffer
1 Kästchen Gartenkresse
• • •

Suppen für mittags und abends

Suppen können beim Basenfasten sowohl mittags als auch abends auf dem Speiseplan stehen. Für diejenigen, die gar kein Obst mögen oder es nicht vertragen, darf es auch eine Suppe zum Frühstück sein. Wichtig dabei ist, auch die Suppe langsam und achtsam zu essen, auch wenn es dabei eigentlich nichts zu kauen gibt. Achten Sie bei der Auswahl der Gemüse auch auf die Saison. Wer schon gelernt hat, sich auf sein eigenes Bauchgefühl zu verlassen, ist hier klar im Vorteil: Im Sommer muss etwas Erfrischendes her – wie beispielsweise die geeiste Paprikasuppe oder die Minestrone. Im Winter darf es dann eine Pastinaken- oder eine Kürbissuppe sein. Der absolute Benefit für alle Eiligen: Suppen lassen sich wunderbar auf Vorrat zubereiten.

Minestrone

2 Personen | 20 Min.

1 Handvoll grüne Bohnen
1 große Karotte
etwas frischer Liebstöckel
(oder Glattpetersilie)
1 kleiner Brokkoli
1 Schalotte
2 EL Brat-Olive
Sesamsalz nach Bedarf
etwas Piment
etwas Galgant
etwas bunter Pfeffer
500 ml Gemüsebrühe ohne Hefe und
Zusatzstoffe

• • •

Die Bohnen waschen und abtropfen lassen, die Enden abschneiden und die Bohnen halbieren. — Die Karotte in Stifte schneiden. Den Liebstöckel waschen, abtropfen lassen und klein zupfen. — Den Brokkoli waschen, säubern und in kleine Röschen zerteilen. — Die Schalotte schälen, fein würfeln und in der Brat-Olive glasig dünsten. Mit Sesamsalz, Piment, Galgant, Pfeffer und Liebstöckel würzen. — Gemüsebrühe dazugeben und die Gemüse darin garen. Auf 2 Suppenteller verteilen und mit einigen Liebstöckelblättern verzieren.

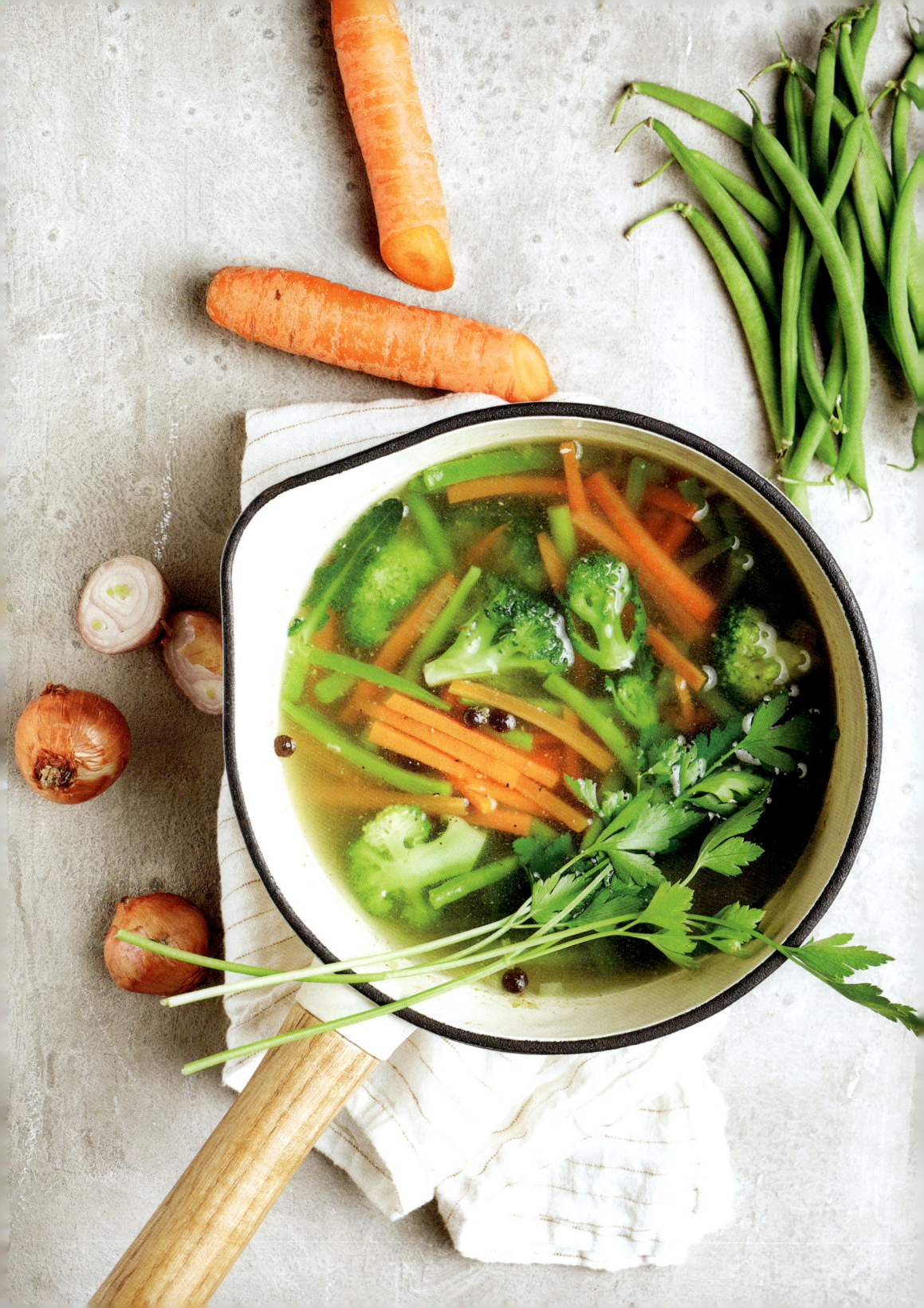

Asiatisches Brokkoli-Mandelsüppchen

2 Personen | 30 Min.

1 mittelgroßer Brokkoli
1 kleine Zwiebel
3 EL Sesamöl
100 ml Gemüsebrühe ohne
Hefe und Zusatzstoffe
1 mittelgroße gelbe
Karotte
1 mittelgroße Karotte
300 ml Mandelmilch
1 EL Bio-Sojasoße
etwas frisch gemahlener
weißer Pfeffer
1 EL Sesamsamen

• • •

Den Brokkoli in kleine Röschen schneiden und kurz abspülen. Teile vom Strunk klein schneiden. Die Zwiebel schälen und in feine Würfel schneiden. — Die Zwiebel- und Brokkolistrunkwürfel mit etwas Sesamöl glasig dünsten und mit der Gemüsebrühe ablöschen. — Die Brokkoliröschen in einem Metallsieb oder einem Einsatz zum Dünsten über die Brühe geben, mit einem Deckel verschließen und ca. 10 Minuten weich dünsten. — Die Karotten schälen und in Streifen reiben oder mithilfe eines Spiralschneiders in feines »Stroh« schneiden. — Die weichen Brokkoliröschen vorsichtig aus dem Topf nehmen. Die Suppe mit der Mandelmilch auffüllen und nochmal ganz kurz aufkochen. Alles fein pürieren und mit etwas Sojasoße und weißem Pfeffer abschmecken. — Die Karotten in der Mitte des Tellers anrichten. Die Brokkoliröschen darauf verteilen und dann den Teller mit der Suppe aufgießen. Am Schluss noch etwas Sesam darüberstreuen und nach Geschmack etwas Sesamöl hinzugeben.

Kohlrabi-Karotten-Suppe mit gekeimtem Buchweizen

2 Personen | 25 Min.

Die Kohlrabi waschen, schälen und in Stifte schneiden. Die Karotten unter fließendem Wasser mit der Gemüsebürste säubern und in Scheiben schneiden. Die Schalotte schälen, in kleine Würfelchen schneiden und in der Brat-Olive vorsichtig glasig dünsten. Mit Pfeffer, Koriander, Piment, Kurkuma und Sesamsalz würzen. — Die Kohlrabi- und Karottenstücke zu den Schalotten geben und kurz mit andünsten. Mit der Gemüsebrühe auffüllen und je nach Größe der Kohlrabi- und Karottenstücke 10–15 Minuten garen. Am Ende der Garzeit den gekeimten Buchweizen dazugeben. — Die Liebstöckelstängel waschen, abtropfen lassen und klein schneiden. Einen Teil davon unter die Suppe mischen. Die fertige Suppe mit dem restlichen Liebstöckel verziert servieren.

2 mittelgroße Kohlrabi
2 mittelgroße Karotten
1 Schalotte
2 EL Brat-Olive
etwas frisch gemahlener
bunter Pfeffer
etwas gemahlener
Koriander
etwas gemahlener Piment
etwas Kurkuma
1 EL Sesamsalz (Gomasio)
500 ml Gemüsebrühe
ohne Hefe und ohne
Zusatzstoffe
3 EL gekeimter
Buchweizen
einige Stängel Liebstöckel
(frisch oder getrocknet)
• • •

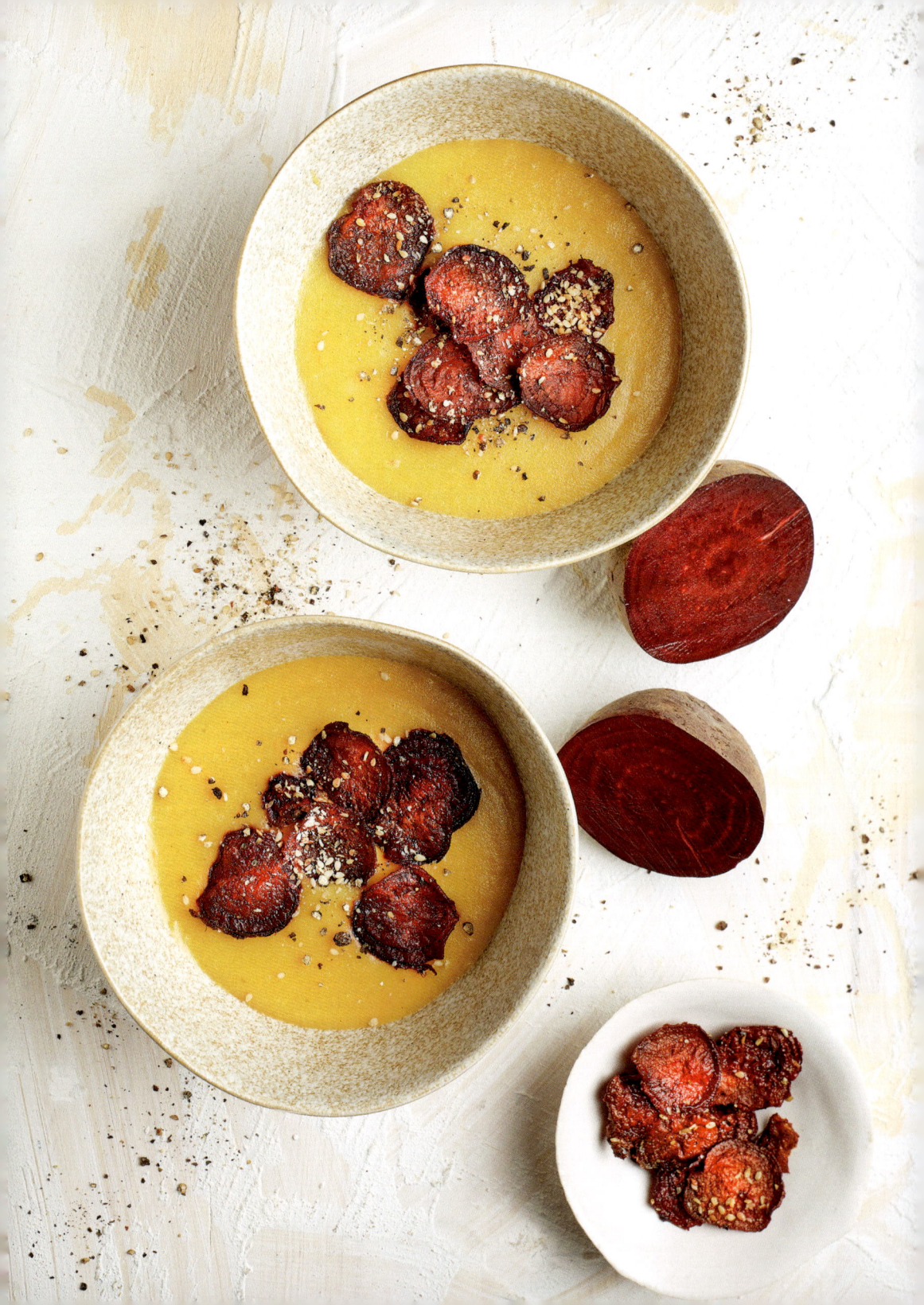

Cremige Kartoffelsuppe mit Rote-Bete-Chips

2 Personen | 30 Min.

Den Backofen auf 120 Grad vorheizen. Die Rote Bete waschen, schälen und mit einem Gemüsehobel in dünne Scheiben schneiden. Die Scheiben auf ein Backblech legen. Mit ca. 1 EL Olivenöl beträufeln und würzen. — Die Rote-Bete-Scheiben ca. 15 Minuten im Backofen trocknen. Wenn die Rote Bete noch nicht ganz trocken ist, dann kann man die Scheiben drehen und nochmals ungefähr 10 Minuten backen. — In der Zwischenzeit die Kartoffeln, die Karotte, den Lauch und die Zwiebel schälen und in Würfel schneiden und in einem Topf mit dem restlichen Olivenöl anschwitzen. Mit der Gemüsebrühe aufgießen, garen und anschließend mit einem Pürierstab fein mixen und mit Sesamsalz und Pfeffer abschmecken. — In 2 Suppenschüsseln mit den Rote-Bete-Chips garniert servieren.

1 Rote Bete
4 EL Olivenöl
etwas Sesamsalz
(Gomasio)
etwas frisch
gemahlener
schwarzer Pfeffer
4 mittelgroße vorwiegend festkochende Kartoffeln
1 große Karotte
½ Stange Lauch
½ rote Zwiebel
400 ml Gemüsebrühe
ohne Hefe und ohne
Zusatzstoffe

• • •

Geeistes Süppchen mit dreierlei Paprika

2 Personen | 1 Std.

Für die rote Paprika Espuma:

250 g rote Paprika
etwas Brat-Olive
250 ml Gemüsebrühe
ohne Hefe und ohne
Zusatzstoffe
etwas Kräutersalz
etwas frisch gemahlenen
weißen Pfeffer
2 EL Agar-Agar

• • •

Für die geeiste gelbe Paprikasuppe:

250 g gelbe Paprika
250 ml Gemüsebrühe ohne
Hefe und ohne Zusatz-
stoffe
Sesamsalz (Gomasio)
frisch gemahlener weißer
Pfeffer
eventuell 1 EL Flohsamen-
schalen zum Andicken der
Suppe

• • •

Für die Suppeneinlage:

6 Pimentos de Patron
etwas Brat-Olive
etwas Kräutersalz

• • •

Für die rote Paprika Espuma: Paprika waschen, entkernen und in Würfel schneiden. Mit dem Brat-Olive-Öl kurz und vorsichtig in einer Pfanne anbraten und dann mit der Gemüsebrühe ablöschen. Alles einmal aufkochen, mit den Gewürzen abschmecken und fein pürieren. — In der Zwischenzeit das Agar-Agar-Pulver in etwas Wasser verrühren und unter die Suppe rühren. Die pürierte Suppe dann unter Rühren ca. 5 Minuten weiter erhitzen. Alles durch ein feines Sieb gießen und die noch flüssige Masse in einen Sahnespender geben. Erst, wenn die Masse kalt ist, verschließen und mit einer Sahnekapsel befüllen. — **Für die geeiste gelbe Paprikasuppe:** Die Paprika waschen, entkernen und in Würfel schneiden. Mit der Gemüsebrühe auffüllen. Alles fein pürieren und mit dem Kräutersalz und dem Pfeffer abschmecken. Wer es cremig mag, kann sich die Suppe mit den Flohsamenschalen andicken. Aber vorsichtig, denn sie dicken gut nach! Dann die Suppe bis zum Essen in den Kühlschrank stellen. — **Für die Suppeneinlage:** Vor dem Anrichten die Pimentos de Patron in einer Pfanne mit Olivenöl kurz anbraten und mit dem Salz abschmecken. Die Suppe in 2 tiefen Tellern anrichten. Das Espuma gut schütteln und in die Mitte spritzen. 3 Pimentos jeweils kreisförmig auf einem Teller um das Espuma verteilen und zum Schluss mit etwas Basilikum oder einer essbaren Blüte ausgarnieren. Guten Appetit.

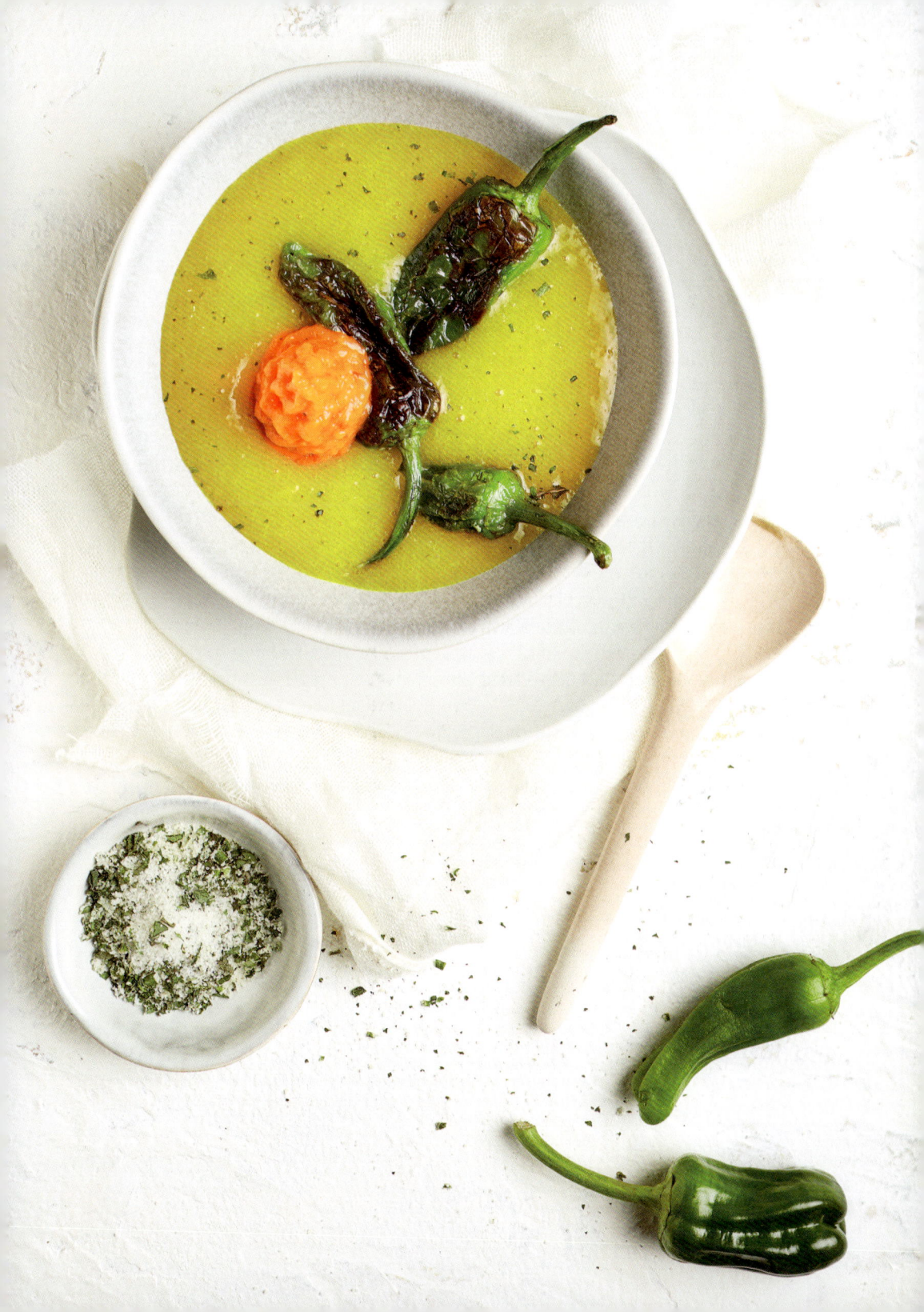

Rote-Bete-Süppchen mit Granatapfel

2 Personen | 30 Min.

---

2 mittelgroße Rote Bete
2 Granatäpfel
etwas Kräutersalz
frisch gemahlener schwarzer Pfeffer
1 Stück frischer Meerrettich
(ca. 3 cm lang)
etwas Petersilie zur Deko

• • •

Die Rote Bete im Gemüsedämpfer weich kochen. In der Zwischenzeit die Granatapfelkerne aus der Schale schälen. Die gekochte Rote Bete schälen und in feine Würfel schneiden. — Die Granatapfelkerne in einen Entsafter/ Mixer geben. Und den entstandenen Saft mit den Rote-Bete-Würfeln kurz erhitzen. Mit dem Kräutersalz und dem Pfeffer abschmecken und alles fein pürieren. — Wer es etwas cremig mag, kann sich die Suppe mit etwas Kartoffelstärke oder mit einer mehlig kochenden gekochten Kartoffel abbinden. — Die Suppe in 2 Schalen oder Gläser anrichten, den Meerrettich frisch darüberhobeln und mit etwas Petersilie dekorieren.

Kürbis-Kartoffel-Süppchen

2 Personen | 30 Min.

---

1 kleiner Hokkaidokürbis (ca. 500 g)
2 mittelgroße vorwiegend
festkochende Kartoffeln
1 mittelgroße rote Zwiebel
3 EL Brat-Olive
frisch gemahlener schwarzer Pfeffer
etwas Galgant
etwas Kurkuma
etwas Kreuzkümmel
etwas Bockshornklee
ca. 1 EL Sesamsalz
500 ml Gemüsebrühe ohne Hefe und
Zusatzstoffe
ca. 3 cm Ingwer, gehackt
2 EL geröstete Kürbiskerne
1 EL geröstetes Kürbiskernöl zum
Verzieren

• • •

Den ungeschälten Kürbis und die geschälten Kartoffeln klein schneiden. — Die Zwiebel schälen, klein hacken und mit der Brat-Olive zusammen mit den Gewürzen sehr vorsichtig andünsten. Die Gemüsebrühe und das Gemüse dazugeben und gar kochen. Ingwer schälen, klein schneiden und gemeinsam mit der gewaschenen, grob gehackten Glattpetersilie dazugeben. — Die Suppe pürieren, abschmecken und in 2 Schalen geben. Die Kürbiskerne darübergeben und das Kürbiskernöl darüberträufeln.

Pastinakensuppe
mit **Fenchel-Chips**

2 Personen | 20 Min.

1 Fenchel
3 mittelgroße Pastinaken
1 Kartoffel
4 EL Olivenöl
400 ml Gemüsebrühe ohne Hefe und
ohne Zusatzstoffe
etwas Sesamsalz
frisch gemahlener weißer Pfeffer
etwas frisch geriebener Muskat

• • •

Den Backofen auf 180 °C vorheizen. Den Fenchel waschen, putzen, halbieren und den Strunk so entfernen, dass die einzelnen Blätter sich nicht lösen. Den Fenchel längs auf einem Gemüsehobel reiben. Die einzelnen Fenchelscheiben auf ein mit Backpapier ausgelegtes Backblech legen und mit Kräutersalz und 2 EL Olivenöl beträufeln. Für ungefähr 15 Minuten in den Backofen schieben. — Die Pastinake und die Kartoffel waschen, schälen und in grobe Würfel schneiden. Gemeinsam mit 2 EL Olivenöl andünsten und dann mit der Gemüsebrühe ablöschen und garen. Mit den Gewürzen abschmecken und fein pürieren. — Die Suppe in 2 Suppentassen anrichten und die Fenchel-Chips dekorativ an den Rand stecken und/oder zur Suppe reichen.

Fenchelcremesuppe
mit **Kresse**

2 Personen | 20 Min.

1 Fenchelknolle
4 kleine vorwiegend festkochende
Kartoffeln
400 ml Gemüsebrühe ohne Hefe und
ohne Zusatzstoffe
nach Bedarf Kräutersalz
frisch gemahlener weißer Pfeffer
1 Schale Kresse
etwas Leinöl

• • •

Die Fenchelknolle waschen und klein schneiden. Die Kartoffeln waschen, schälen und halbieren. Den Fenchel zusammen mit den Kartoffeln in der Brühe garen. — Alles zusammen pürieren und mit Kräutersalz und Pfeffer abschmecken. — Die Kresse mit einer Schere abschneiden und ¾ in der Suppe ebenfalls fein pürieren. — Die Suppe auf 2 Suppenteller verteilen, die restliche Kresse und das Leinöl darübergeben.

Gemüse für mittags und abends

Gemüse passt beim Basenfasten immer. Roh bis 14 Uhr, gekocht den ganzen Tag. Auch da ist die Saison ein wichtiger Faktor – besonders für das Wohlfühlen. Pilze und Paprika sollten besser nur mittags verzehrt werden, da sie schwer verdaulich sind und die Verdauung am Abend nicht mehr so optimal arbeitet wie mittags.

Pak-Choi-Wurzel-gemüse-Curry

2 Personen | 15 Min.

2 kleine Pak Choi
1 Karotte
1 Pastinake
2 EL Sesamöl
1 EL Sesamsalz (Gomasio)
1 Prise Kurkuma
etwas Chilipulver
frisch gemahlener schwarzer Pfeffer
½ Tasse Wasser

• • •

Den Strunk der Pak Chois abschneiden und die Pak Chois waschen. Die Karotte und die Pastinake schälen und in Streifen schneiden. Den Stiel der Pak Chois in Streifen schneiden. Alles mit etwas Sesamöl vorsichtig andünsten. — In der Zwischenzeit die Blätter der Pak Chois in feine Streifen schneiden und beiseitestellen. Das Gemüse würzen und mit dem Wasser ablöschen. — Das Gemüse bissfest garen. Am Ende der Garzeit die Pak-Choi-Streifen dazugeben und kurz durchschwenken.

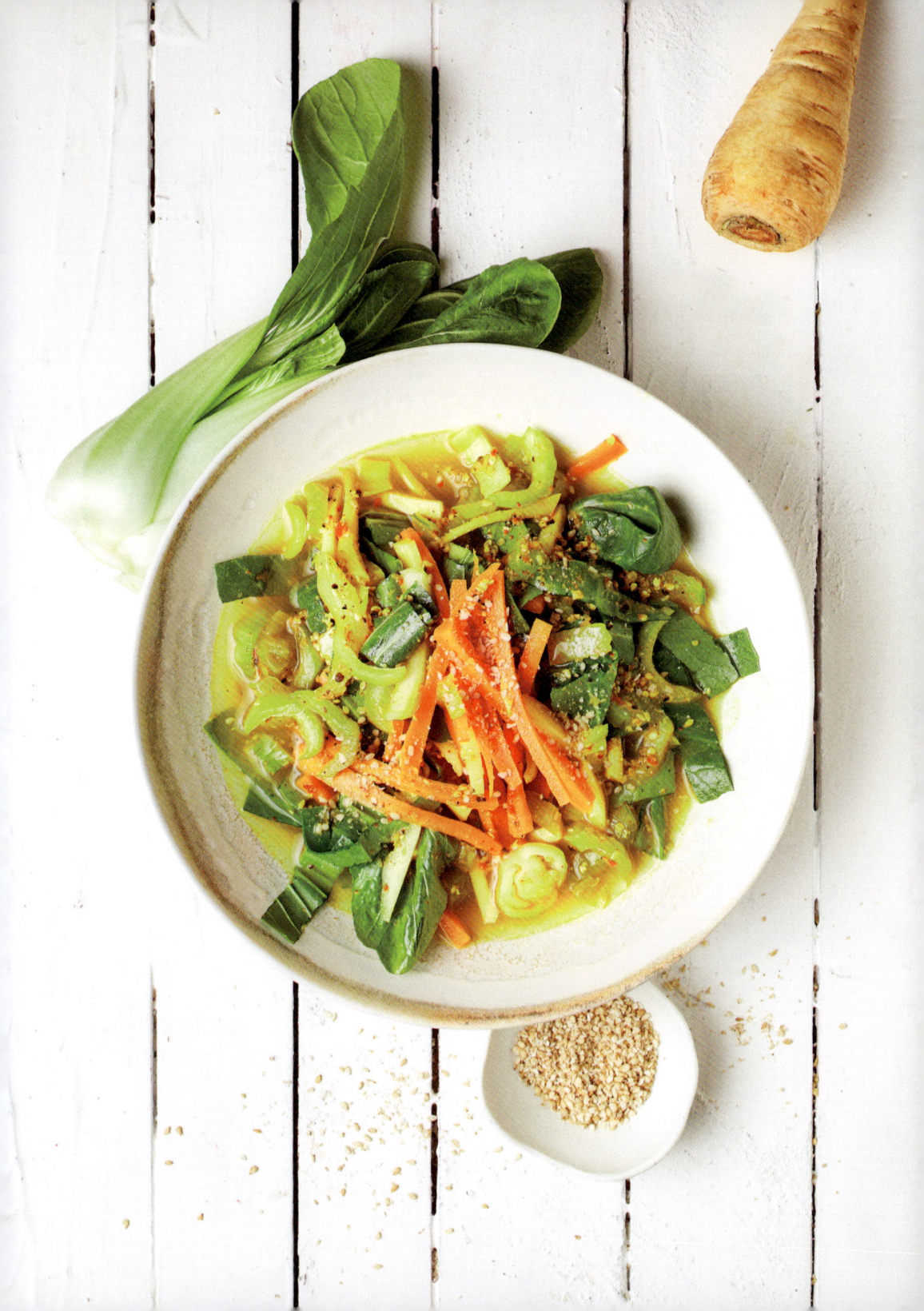

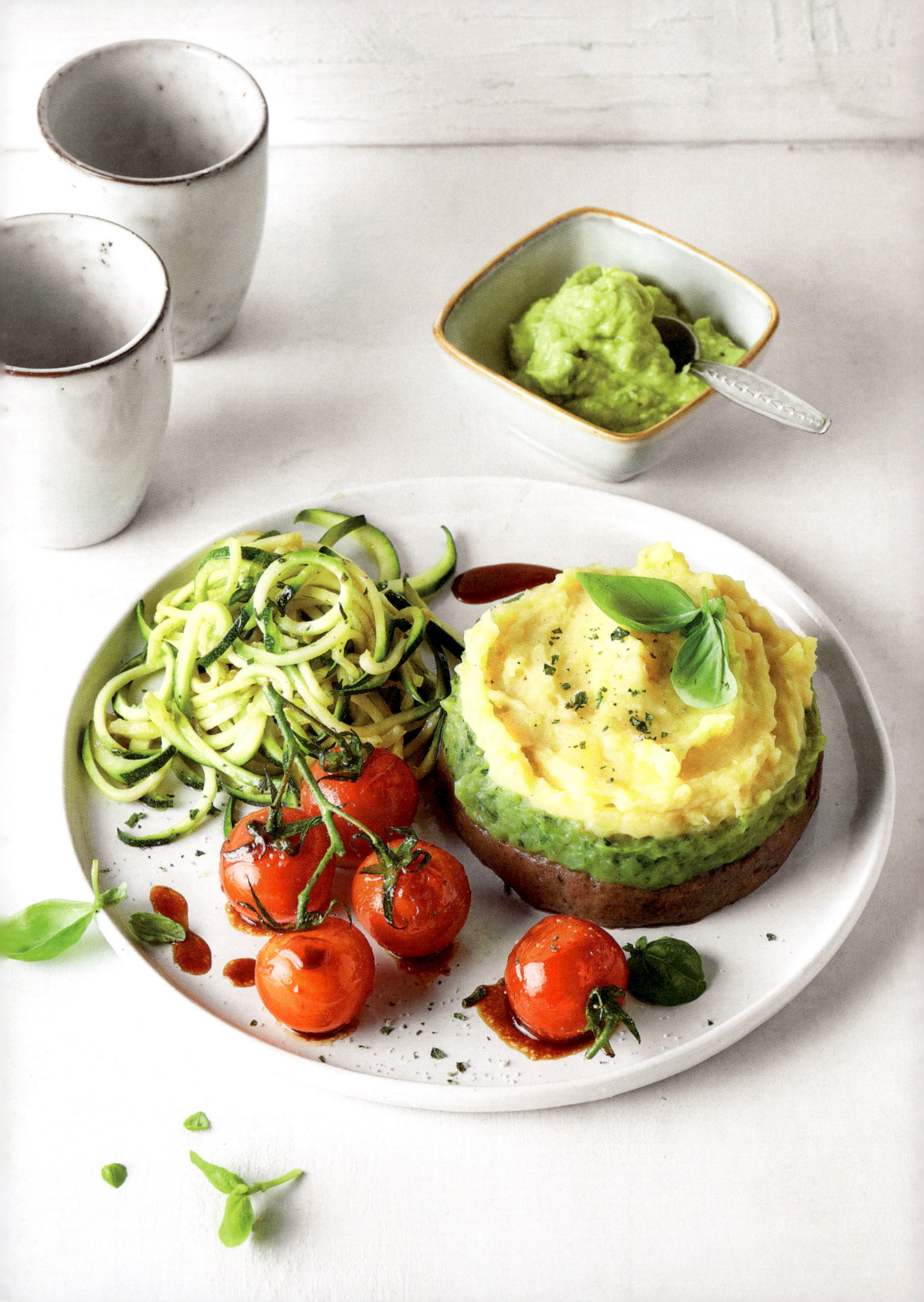

Dreifarbiges Kartoffelpüree mit Zucchininudeln

2 Personen | 35 Min.

Die Kartoffeln schälen und im Gemüsedämpfer garen. — Die Kirschtomaten abwaschen und mit einer Schere am Stiel so abtrennen, dass das Grün noch dran bleibt. Mit ca. 1 EL Olivenöl, Kokosblütensirup und etwas Salz langsam in einer Pfanne erwärmen, bis die Haut der Kirschtomaten aufplatzt. Dann in eine Schale umfüllen. — Basilikum waschen und mit etwas nativem Olivenöl, Salz und Pfeffer fein pürieren. — Die Avocado halbieren, den Kern entfernen und mit einem Messer aus der Schale schälen. Das Fruchtfleisch in einen Becher geben, mit dem Limettensaft, den Gewürzen und etwas Mandelmilch pürieren. Die Creme kalt stellen. — Die gekochten Kartoffeln in eine Schüssel geben, mit einer Gabel zerdrücken und mit etwas Gemüsebrühe aufgießen, bis das Kartoffelpüree die gewünschte Cremigkeit erreicht hat. Dann auf 3 Schalen verteilen. Einen Teil mit 1 Löffel Olivencreme verrühren. Einen Teil mit dem Basilikumpüree verrühren und der dritte Teil bleibt natur. — Die Zucchini waschen und mithilfe eines Spiralschneiders zu Zucchininudeln verarbeiten. Diese in einer heißen Pfanne mit ca. 2 EL Brat-Olive dünsten und würzen. — Die drei Pürees auf 2 Tellern servieren, z. B. in einem Ring übereinandergeschichtet oder einfach in mit dem Löffel gesetzten Häufchen. Die Zucchininudeln auf eine Gabel drehen und auf die Teller setzen. Die Avocadocreme in Tupfern dazugeben und mit den karamellisierten Kirschtomaten und ein paar Basilikumblättern ausgarnieren.

7–8 mittelgroße vorwiegend festkochende Kartoffeln
einige reife Kirschtomaten mit Strauch
3 EL Brat-Olive
etwas Kokosblütensirup
etwas Kräutersalz
frisches Basilikum
etwas natives Olivenöl
frisch gemahlener weißer Pfeffer
½ reife Avocado
1 Limette
etwas ungesüßte Mandelmilch
1 große Zucchini
1 Glas Olivencreme ohne Knoblauch und ohne Essig (z. B. Wacker-Tapenade)
etwas Gemüsebrühe ohne Hefe und ohne Zusatzstoffe

• • •

Wackerer Gemüse-eintopf

2 Personen | 20 Min.

50 g gelbe Karotten
50 g Karotten
1 Zwiebel
100 g Blumenkohl
100 g Staudensellerie
etwas Olivenöl
500 ml Gemüsebrühe ohne Hefe und
ohne Zusatzstoffe
etwas Kräutersalz
etwas frisch gemahlener bunter
Pfeffer
2 Stangen Frühlingslauch

• • •

Die Karotten und die Zwiebel schälen und in Würfel schneiden. Den Blumenkohl in kleine Röschen schneiden und den Staudensellerie waschen und kleine Stücke schneiden. — Nun das Gemüse in einem Topf mit Olivenöl kurz anbraten und mit Gemüsebrühe aufgießen. Die Gewürze dazugeben und alles kochen, bis das Gemüse bissfest ist. — In der Zwischenzeit den Frühlingslauch waschen und in Streifen schneiden. Kurz vor dem Anrichten den Frühlingslauch zum Eintopf geben. Alles in einer Suppenterrine mit 2 Suppentellern servieren.

Hasselback-Kartoffeln mit Olivencreme

2 Personen | 45 Min.

6–8 mittelgroße vorwiegend
festkochende Kartoffeln
2 Zweige Rosmarin
etwas Kräutersalz
Olivenöl
1 Glas Wacker-Tapenade mit
Kalamata-Oliven

• • •

Den Backofen auf 200 °C vorheizen. Die Kartoffeln waschen und gegebenenfalls mit einer Gemüsebürste von Erdresten befreien. — Die Kartoffeln gleichmäßig einschneiden. Als kleine Hilfe, damit man die Kartoffeln nicht aus Versehen zu tief einschneidet, kann man 2 chinesische Essstäbchen aus Holz als Maß nehmen. Die Essstäbchen links und rechts der Länge nach neben die Kartoffel legen und bis zu den Stäbchen einschneiden. Den Rosmarin abzupfen und zwischen die Kartoffeln stecken. — Die Kartoffeln mit Kräutersalz oder Meersalz aus der Mühle würzen, mit Olivenöl beträufeln und in einer ofenfesten Form ca. 30–45 Minuten backen, bis sie knusprig und schön gebräunt sind. Zusammen mit der Olivencreme aus dem Glas genießen.

Frikadellen aus ge-keimtem Buchweizen

2 Personen | 20 Min.

3 mittelgroße Karotten
3 EL Wacker gekeimter Buchweizen
Kräutersalz
frisch gemahlener weißer Pfeffer
1–2 TL Flohsamenschalen
etwas Brat-Olive

• • •

Die Karotten mit einer Gemüsebürste unter fließendem Wasser putzen, grob zerkleinern und in einem Gemüsedämpfer weichdämpfen. Danach die Karotten mit einem Kartoffelstampfer zu einem gleichmäßigen Brei stampfen. — Den gekeimten Buchweizen untermischen, alles mit dem Kräutersalz und dem Pfeffer abschmecken. Es sollte eine formbare Masse entstehen. Wenn das nicht der Fall ist, die Karotten-Buchweizen-Masse mit den Flohsamenschalen andicken, bis sich kleine Frikadellen formen lassen. — Die Frikadellen mit einem Löffel portionieren, formen und langsam in etwas Brat-Olive kurz ausbraten.

Fenchel-Mandel-Püree mit Quitten-ragout

2 Personen | 25 Min.

1 große Fenchelknolle
100 ml ungesüßte Mandelmilch
etwas Sesamsalz (Gomasio)
etwas frisch gemahlener schwarzer Pfeffer
1 Quitte
etwas Agavensirup
1 Betakarotte
1 Karotte

• • •

Den Fenchel waschen und, falls zu verholzt, die äußere Schale entfernen. Den Fenchel in feine Streifen schneiden und in der Mandelmilch garen, würzen und fein pürieren. — Die Quitte waschen, entkernen, fein würfeln und mit etwas Agavensirup vorsichtig anschwitzen. Alles mit Wasser bedecken und gar kochen. — In der Zwischenzeit die Karotten tournieren, d.h. in Form schneiden (geht gut mit einem Tourniermesser, auch als Schäl- oder Putzmesser bekannt). Nach dem Tournieren die Karotten im Gemüsedämpfer garen. — Das Fenchel-Mandel-Püree mit einem Löffel auf dem Teller verstreichen. Das Quittenragout anrichten und die Karotten fächerförmig ansetzen.

Zuckerschoten mit Kräuterseitlingen

2 Personen | 20 Min.

300 g Zuckerschoten
2 kleine Karotten
150 g Kräuterseitlinge
1 Schalotte
4 EL Sonnenblumenöl
1 Hand voll frische Glattpetersilie
1 EL Sesamsalz
etwas Galgant
etwas frisch gemahlener schwarzer Pfeffer
½ Tasse Wasser
5 Cocktailtomaten

• • •

Zuckerschoten waschen und Enden abschneiden. Karotten gründlich waschen und in dünne Stifte schneiden. Beides im Gemüsedämpfer ca. 10 Min. garen. — Kräuterseitlinge säubern und in dünne Scheiben schneiden. — Schalotte schälen, sehr klein schneiden und in 2 EL Öl glasig dünsten. Die Gewürze und die Kräuterseitlinge dazugeben. — 2 EL Öl mit etwas Sesamsalz und etwas Pfeffer vermischen und unter die Zuckerschoten und Karotten geben. — Tomaten waschen, halbieren und am Ende der Garzeit mit der fein gehackten Glattpetersilie unter die Kräuterseitlinge mischen. Pilzragout mit den Zuckerschoten anrichten.

Blaues Kartoffelcurry mit Wirsing

2 Personen | 30 Min.

100 g blaue Elise (violette Kartoffel)
100 g Bamberger Hörnchen (Kartoffel)
100 g Wirsing
3 EL Brat-Olive
etwas Kräutersalz
frisch gemahlener weißer Pfeffer
2 Curryblätter
etwas Kurkuma, gemahlen
etwas Galgant, gemahlen
Kreuzkümmel, gemahlen
100 ml ungesüßte Mandelmilch

• • •

Die Kartoffeln im Gemüsedämpfer bissfest kochen und danach schälen. — Vom Wirsing die äußeren Blätter entfernen. Dann die Blätter in grobe Quadrate schneiden und mit dem Brat-Olivenöl anbraten. Gewürze dazugeben und auch kurz anbraten und dann mit ca. 100 ml Mandelmilch ablöschen und köcheln lassen. — Die geschälten Kartoffeln in Würfel schneiden und zum Wirsing geben. Nur noch kurz kochen, da die violetten Kartoffeln an Farbe verlieren. Alles mit Kräutersalz und weißem Pfeffer abschmecken.

Zuckerschoten mit Kräuterseitlingen >

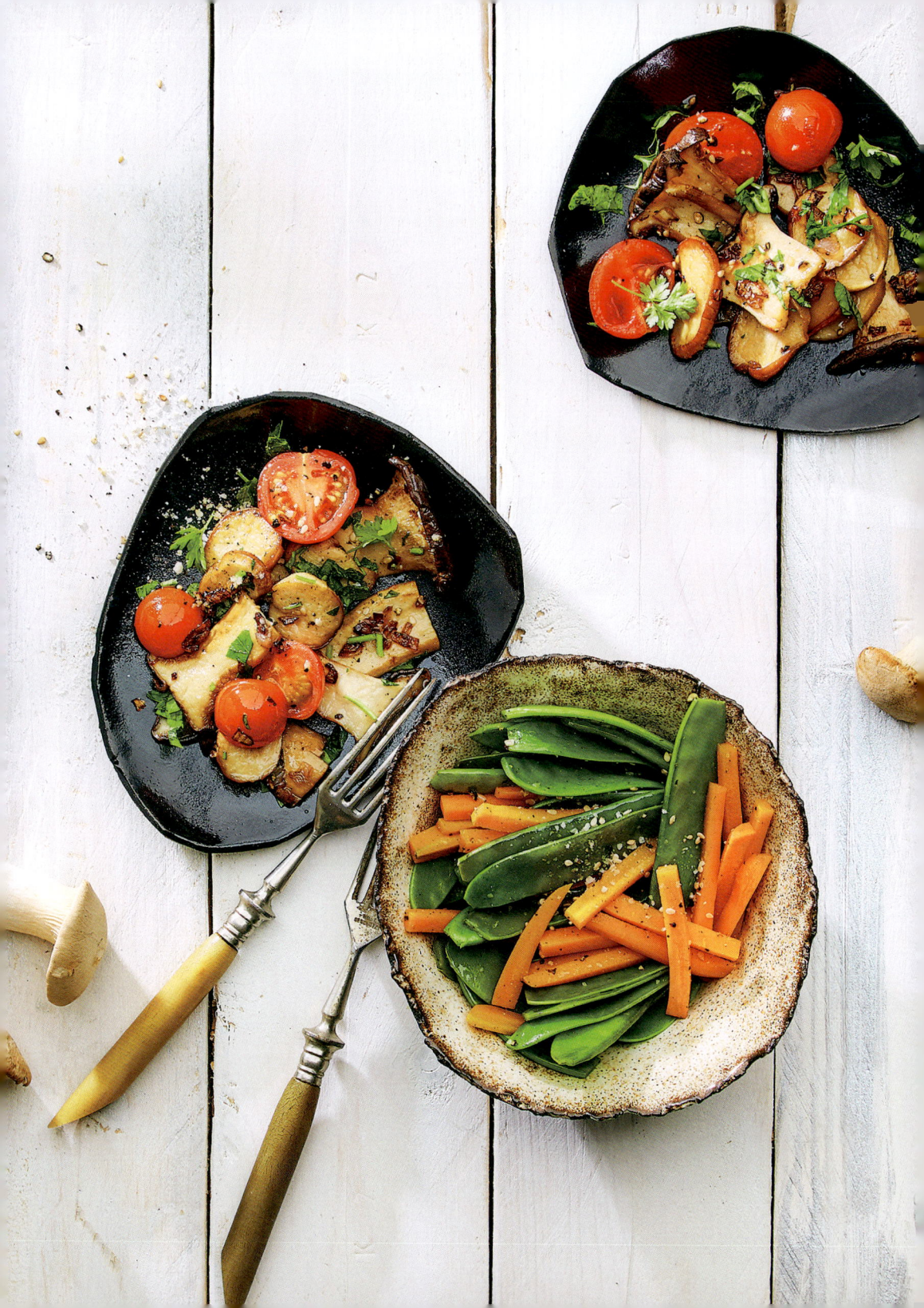

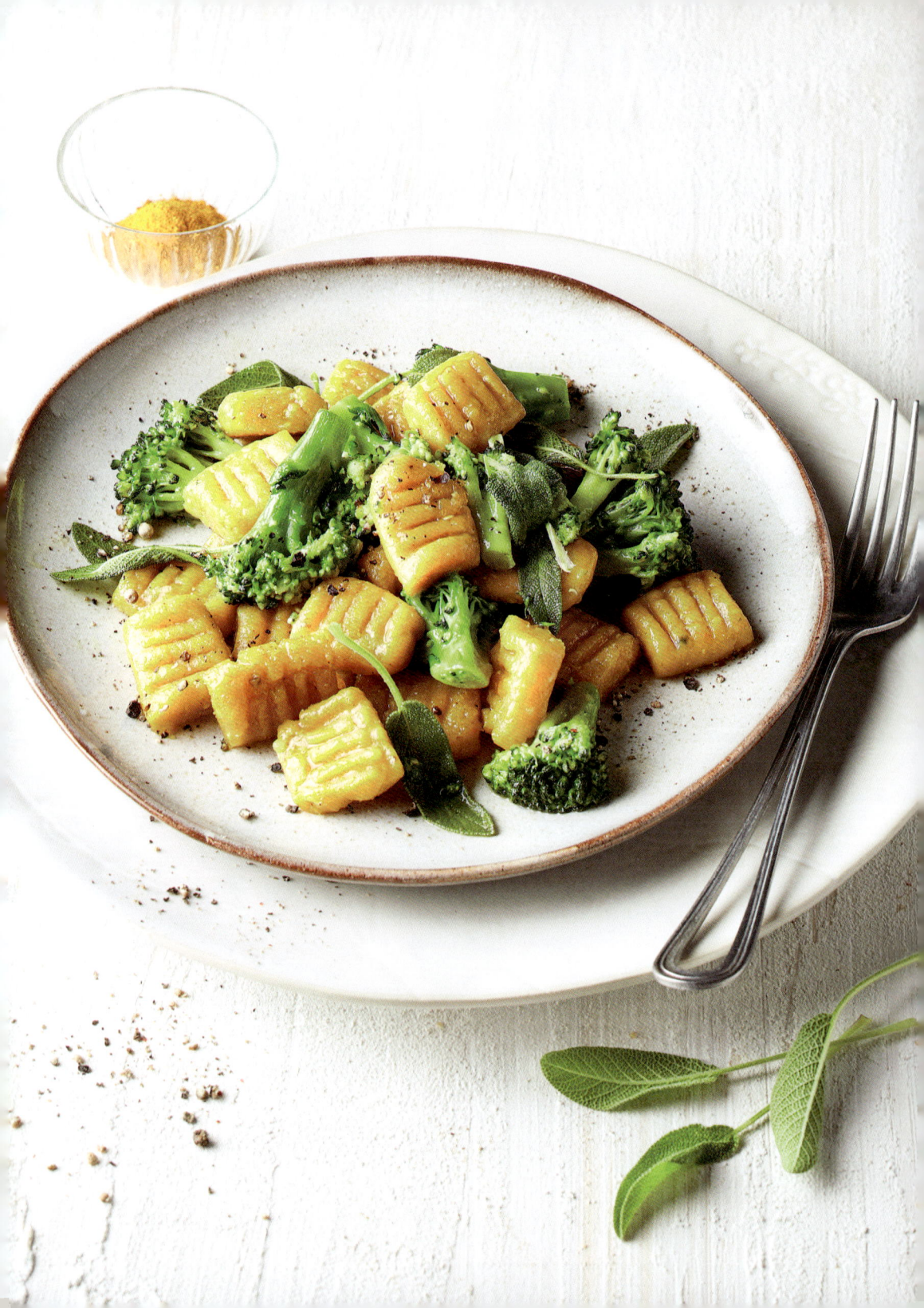

Kurkuma-Kartoffelgnocchi mit **Brokkoli**

2 Personen | 45 Min.

• • •

Den Brokkoli putzen, waschen und in Röschen teilen und im Gemüsedämpfer garen. Danach in Eiswasser abschrecken und abtropfen lassen. Den Salbei waschen und trocken schütteln. — Die Kartoffeln im Gemüsedämpfer garen, abpellen und noch heiß durch eine Kartoffelpresse drücken. Mit Sesamsalz, buntem Pfeffer und Kurkuma abschmecken und glattrühren. Für die Bindung die Kartoffelgnocchi mit der Kartoffelstärke zu einem Teig verarbeiten. Der Teig sollte nicht mehr an den Händen kleben. — Salzwasser in einem großen Topf zum Kochen bringen. Den Teig in der Zwischenzeit auf einer mit Kartoffelstärke großzügig bemehlten Arbeitsfläche vorsichtig zu 2 Rollen formen. Dann in 2 cm lange Stücke schneiden. Nach Belieben für die typische Gnocchiform die Teigstücke auf einen Gabelrücken legen und leicht andrücken und auf ein bemehltes Brett geben. — Gnocchi portionsweise in siedendem Wasser garen, bis sie an die Oberfläche steigen. Mit einer Kelle herausnehmen und abtropfen lassen. — Brat-Olive in einer Pfanne leicht erhitzen und die Brokkoliröschen, die Salbeiblätter und Gnocchi dazugeben und vorsichtig durchschwenken. Mit den Gewürzen noch mal abschmecken und auf 2 Tellern anrichten.

200 g Brokkoli
10 Salbeiblätter
150 g mittelgroße mehligkochende Kartoffeln
Sesamsalz (Gomasio)
frisch gemahlener bunter Pfeffer
1 EL Kurkuma
50–80 g Kartoffelstärke
4 EL Brat-Olive

Pilzpfanne mit Bohnen-Paprika-Mousse

2 Personen | 15 Min.

100 g Austernpilze
100 g Shiitakepilze
1 rote Zwiebel
1 große gekochte Kartoffel vom Vorabend
2 EL Brat-Olive
etwas Kräutersalz
etwas frisch gemahlener bunter Pfeffer
4 Stängel Glattpetersilie
1 Glas Wacker-Mousse gekeimte Paprika & Bohne

• • •

Die Pilze trocken säubern und klein schneiden. Die rote Zwiebel schälen und in feine Würfel schneiden. Die gekochte Kartoffel in Würfel schneiden. — Das Öl in der Pfanne erhitzen und die Pilze mit den Zwiebelwürfeln und den Kartoffeln darin vorsichtig andünsten. Mit dem Kräutersalz und dem Pfeffer abschmecken. — Die Petersilie waschen, abtropfen lassen, in feine Streifen schneiden und unter die Pilzpfanne mischen. Mit der Wacker-Mousse servieren.

Blumenkohl-Tabouleh

2 Personen | 20 Min.

200 g Blumenkohl
1 Karotte
2 Stangen Frühlingslauch
1 Bund Glattpetersilie
4 getrocknete Tomaten
ca. 3 cm Ingwer
1 Limette
2 EL Olivenöl
etwas Sesamsalz (Gomasio)
etwas frisch gemahlener weißer Pfeffer
3 EL gehackte Mandeln

• • •

Den Blumenkohl sehr klein schneiden. Er ersetzt den Couscous aus dem originalen Tabouleh. — Den Blumenkohl kurz im Gemüsedämpfer dünsten. Er soll unbedingt bissfest bleiben. — Die Karotte schälen, in feine Streifen schneiden. Den Lauch waschen, in feine Streifen schneiden und mit der Karotte im Gemüsedämpfer garen. — Die Glattpetersilie waschen und mit den getrockneten Tomaten in feine Streifen schneiden. Den Ingwer schälen und fein reiben. — Die Limette abwaschen, den Abrieb und den Saft zu dem gegarten Blumenkohl geben. Alle anderen Zutaten untermischen und mit den Gewürzen abschmecken. — Die gehackten Mandeln über das fertige Blumenkohl-Tabouleh geben.

Zucchininudeln mit feurigem Paprikagemüse

2 Personen | 20 Min.

2 große Zucchini
1 Stück Ingwer (ca. 3 cm lang)
1 Stück Kurkuma (ca. 2 cm lang)
1 gelbe Paprika
1 rote Paprika
1 rote Chilischote
2 EL Sesamöl
½ TL Kreuzkümmel, gemahlen
frisch gemahlener bunter Pfeffer
Kräutersalz
1 TL Kokosblütenzucker
3 EL Bio-Sojasoße

• • •

Die Zucchini waschen und mit einem Gemüseschneider in Spaghetti drehen. — Den Ingwer und die Kurkumawurzel schälen und alles fein hacken. Paprika und Chilischote halbieren, die Samen und weißen Trennwände entfernen. Die Paprika in Streifen schneiden und die Chili fein hacken. — Sesamöl in einer Pfanne erhitzen, Chili, Ingwer und Kurkuma darin anschwitzen. Die Paprika zugeben und 3–4 Minuten anbraten. Die Zucchininudeln dazugeben und weitere 3 Minuten anschwitzen. Mit Kreuzkümmel, Pfeffer, Kräutersalz, Kokosblütenzucker und Sojasoße abschmecken.

Treviso mit Navets-Rübchen

2 Personen | 20 Min.

100 g Shiitake-Pilze
2 Navets-Rübchen (auch als Teltower Rübchen bekannt)
1 großer Treviso-Salat (ersatzweise Radicchio)
3 EL Brat-Olive
½ Saftorange
Kräutersalz nach Bedarf
frisch gemahlener weißer Pfeffer
etwas Glattpetersilie

• • •

Die Shiitake-Pilze trocken sauber machen. Die Navets-Rübchen waschen, schälen und in mundgerechte Spalten schneiden. — Den Treviso-Salat waschen und in längliche Viertel schneiden. — In einer Pfanne etwas Brat-Olive erwärmen. Die Shiitake-Pilze darin andünsten. Den Treviso und die Navets-Spalten mit in die Pfanne geben und kurz mit andünsten. — Mit dem ausgepressten Orangensaft ablöschen und würzen. Auf 2 Tellern anrichten, mit etwas Petersilie dekorieren und guten Appetit.

Karottenspaghetti an marinierter Cedro

2 Personen | 40 Min.

100 g Cedro
(Zitronatzitrone)
2 Karotten
2 Urkarotten
1 Zucchini
ca. 3 EL Brat-Olive
ca. 100 ml Wacker
Gemüsebrühe
etwas Sesamsalz
(Gomasio)
etwas frisch gemahlener
schwarzer Pfeffer
50 g Babymangold

• • •

Die Cedro gut abwaschen und halbieren. Das Fruchtfleisch entfernen und einen Teil der Cedro in feine Streifen hobeln. Die Streifen mit dem Saft des Fruchtfleisches und Sesamsalz marinieren und etwa eine halbe Stunde ziehen lassen. — In der Zwischenzeit die Karotten schälen und mithilfe eines Spiralschneiders in feine Gemüsespaghetti drehen. Die Zucchini waschen und auch in feine Gemüsespaghetti drehen. — Die Gemüsespaghetti mit etwas Brat-Olive anbraten und mit 100 ml Gemüsebrühe ablöschen und bissfest garen. Zum Schluss mit Salz und Pfeffer abschmecken und den Babymangold unterheben. — Das Gemüse auf eine Gabel/Pinzette oder Fleischgabel drehen und liebevoll auf 2 Tellern anrichten. Die Cedro-Streifen aufrollen und an die Gemüsespaghetti anlegen. Wer mag, kann gern die restliche Cedro über seine Gemüsespaghetti geben. Alles mit etwas Olivenöl beträufeln und Sesamsalz darüberstreuen.

Rote-Bete-Frikadellen mit Kürbis-Chutney

2 Personen | 45 Min.

Die Rote Bete im Gemüsedämpfer weich kochen. Den Hokkaido waschen, entkernen und in kleine Würfel schneiden. — Die Schalotte schälen und in kleine Würfel schneiden. Die Schalottenwürfel in etwas Brat-Olive glasig dünsten. Die Kürbiswürfel dazugeben und mit dem Orangensaft ablöschen. — Etwas Zimt und Kokosblütensirup hinzugeben und alles ungefähr eine halbe Stunde einköcheln lassen. Danach das Chutney mit Kräutersalz, buntem Pfeffer und etwas Kokosblütensirup abschmecken. Lässt sich gut auf Vorrat herstellen. — Die Rote Bete kurz mit kaltem Wasser abschrecken, schälen und mit einem Mixer fein pürieren. Die gekeimten Haferflocken und die Flohsamenschalen dazugeben und alles mit Kräutersalz und buntem Pfeffer abschmecken. Es sollte ein formbarer Teig entstehen. — Die Küchlein mit einem Löffel portionieren, formen und vorsichtig und nicht zu stark in etwas Brat-Olive ausbraten. Mit dem Chutney zusammen verzehren.

1 große Rote Bete
1 sehr kleiner oder
½ Hokkaidokürbis
1 Schalotte
ca. 5 EL Brat-Olive
500 ml frisch gepresster
Orangensaft
etwas Zimt
etwas Kokosblütensirup
Kräutersalz
frisch gemahlener bunter
Pfeffer
3 EL gekeimte
Haferflocken
1 TL Flohsamenschalen
• • •

Birnen-Apfel-Auflauf

2 Personen | 35 Min.

etwas Kokosöl zum Einpinseln
1 Apfel
1 Birne
2 EL Granatapfelkerne
¼ TL Zimt
2 TL Agavendicksaft
Saft von ½ Zitrone
3 EL Kokosöl
2 EL Agavendicksaft
3 EL Mandelmehl
2 TL Kokosmehl
½ TL Zitronenabrieb

• • •

Zwei runde Auflaufförmchen (Durchmesser 11 cm) mit etwas Kokosöl einpinseln. — Den Apfel und die Birnen waschen, vom Kerngehäuse befreien, in kleine Stücke schneiden und in die Auflaufförmchen füllen. — Das Obst mit Zimt, Zitronensaft und 2 TL Agavendicksaft vermischen. — Für die Streusel die restlichen Zutaten zusammenrühren. Wenn es zu bröselig wird, dann noch ein wenig Kokosöl hinzufügen oder umgekehrt mit ein wenig Mandel- oder Kokosmehl nachhelfen. — Die Streusel über das Obst geben und für ca. 25 Minuten bei 175 °C in den Ofen geben, bis die Streusel leicht angebräunt sind.

Als Ausnahme: basisches Dessert

Süß und lecker und ohne den üblichen Zucker – so sehen basische Desserts aus. Beim Basenfasten sollten sie die absolute Ausnahme sein. Aber es gibt ja auch ein Leben nach dem Basenfasten und was Süßes muss manchmal einfach sein.

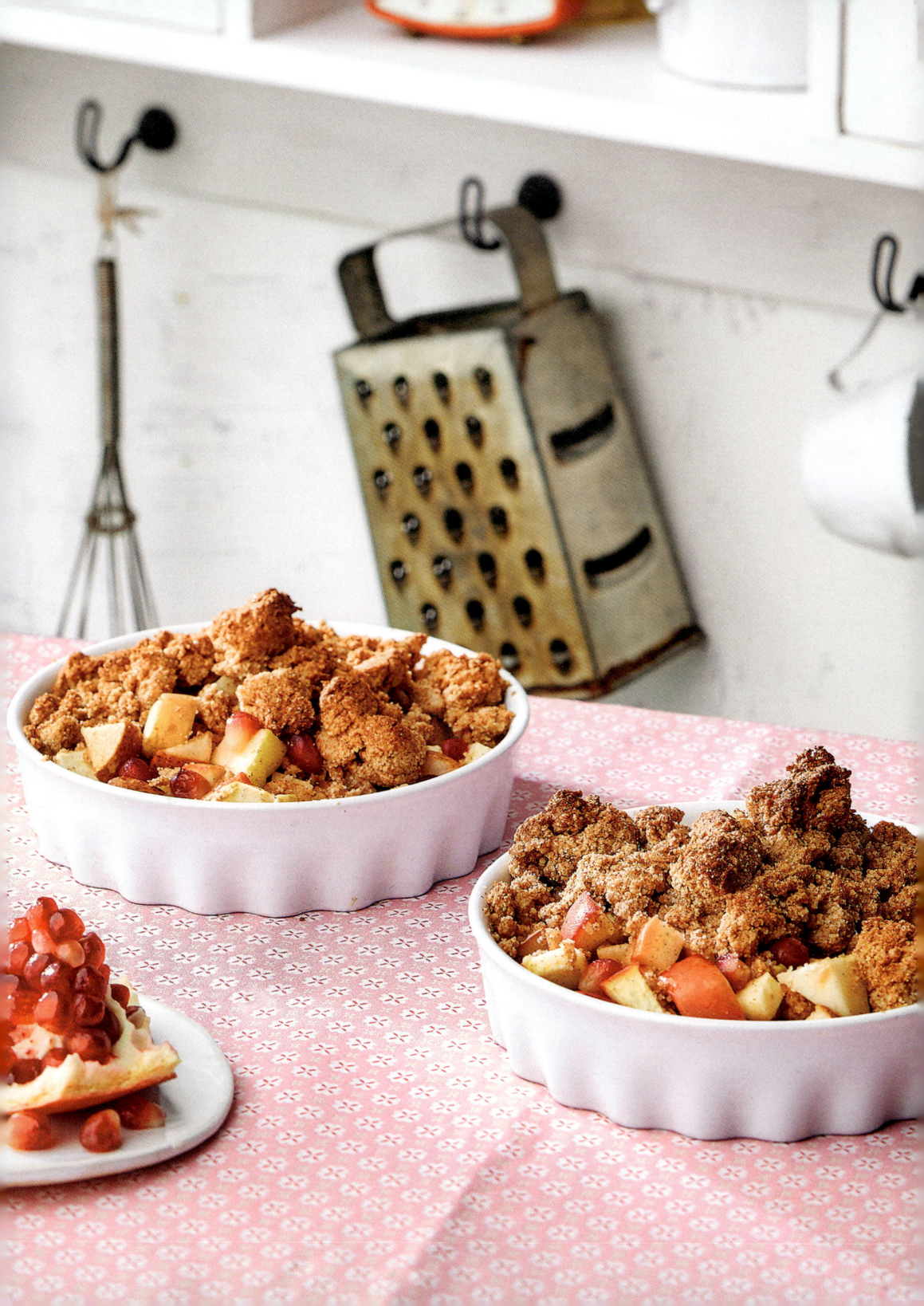

Mandeltartelette mit Brombeeren

2 Personen | 40 Min.

• • •

2 EL Mandelmehl
½ EL Chiasamen
1 EL Flohsamenschalen
1 Limette
2 EL Rapsöl
1 Messerspitze Natron
180 ml ungesüßte
Mandelmilch
1 EL Mandelmus
1 EL Kokosblütensirup
(optional zum Süßen)
etwas Agar-Agar
1 kleine Schale (125 g)
reife, weiche Brombeeren
oder andere Beeren der
Saison

Den Ofen auf 160 °C vorheizen. Das Mandelmehl, die Chiasamen, die Flohsamenschalen, etwas Limettenschalenabrieb, 120 ml Mandelmilch, 2 EL Rapsöl, Natron und den Saft einer halben Limette miteinander verrühren. — Den Teig in 2 mit Öl ausgeriebene Tartelette-Form geben und langsam (ungefähr 20 Minuten) bei 160 °C ausbacken. Wenn die Tartelettes zu dunkel werden, bitte die Hitze herunterdrehen und mit einer Stäbchenprobe testen, ob sie durchgebacken sind. — Die restlichen 60 ml Mandelmilch mit dem restlichen Limettenabrieb, dem Saft der halben Limette, dem Mandelmus und dem Kokosblütensirup verrühren und abschmecken. Nach Packungsanleitung etwas Agar-Agar unter die Masse geben und zum Auskühlen in eine kleine Form oder einen tiefen Teller in den Kühlschrank stellen. — Wenn die Mandelcreme fest geworden ist, die Brombeeren waschen und abtropfen lassen. Die Tarteletteböden mit der Mandelcreme befüllen und einen oder 2 gut gehäufte EL Brombeeren darüber verteilen.

Basische Mandel-Pannacotta

2 Personen | 45 Min.

• • •

Die Mandelblättchen in einer Pfanne ohne Öl sehr vorsichtig anrösten, sie brennen schnell an. In der Zwischenzeit das Mark der
halben Vanilleschote auskratzen. Wenn die Mandelblättchen eine
hellbraune Färbung haben, die Mandelmilch, das Vanillemark
und etwas Agar-Agar hinzu geben. Das Agar-Agar nach Packungsanleitung dosieren. Kurz alles aufkochen und die Masse in kleine
Schalen oder Gläschen füllen und kalt stellen. — Die Mango
schälen und vom Kern lösen. Das Fruchtfleisch grob zerkleinern,
in einen Topf geben und mit 20 ml Wasser leicht aufkochen. Bei
Bedarf noch etwas Kokosblütenzucker zugeben. Wer mag, kann
gern auch noch Chili oder Minze dazugeben für etwas mehr Pfiff
in der Soße. Nun alles zusammen mit einem Mixer pürieren. Die
gewünschte Konsistenz der Soße kann durch Zugabe von etwas
weiterem Wasser geregelt werden. — Zum Anrichten zuerst die
Pannacotta aus den Formen auf 2 Teller stürzen. Die Mangosoße
darübergeben.

TIPP Es ist besser, dieses Dessert am Vortag zuzubereiten,
damit es gut durchkühlen kann.

20 g gehobelte
Mandelblättchen
½ Vanilleschote
200 ml ungesüßte
Mandelmilch
etwas Agar-Agar
etwas Kokosblütensirup
(optional zum Süßen)
1 reife Mango
etwas Kokosblütenzucker

Saisonkalender **Gemüse**

	FRÜHJAHR (März–Mai)			SOMMER (Juni–August)			HERBST (September–November)			WINTER (Dezember–Februar)		
	M	A	M	J	J	A	S	O	N	D	J	F
Auberginen	•	•	•	J	J	A	S	•	•	•	•	•
Austernpilze	M	A	M	J	J	A	S	O	N	D	J	F
Avocados	•	•	•	•	•	•	•	•	•	•	•	•
Blumenkohl/Romanesco	•	•	M	J	J	A	S	O	•	•	•	•
Brokkoli	•	•	M	J	J	A	S	O	N			
Champignons	M	A	M	J	J	A	S	O	N	D	J	F
Chicorée	M	•	•	•	•	•	•	O	N	D	J	F
Chinakohl	M	A	M	J	J	A	S	O	N	D	J	F
Eichbergsalat/Eisbergsalat			M	J	J	A	S	O	N			
Endiviensalat	•	•	M	J	J	A	S	•	•	•	•	•
Erbsen				J	J	A						
Feldsalat	•	•	•					O	N	D	J	F
Fenchel	•	•	•	J	J	A	S	O	•	•	•	•
Friseesalat				J	J	A	S	O	N	D		
Frühlingszwiebeln			M	J	J	A	S	O	•	•	•	•
Grüne Bohnen			M	J	J	A	S	O	•	•	•	•
Grünkohl								•	N	D	J	F
Gurken	•	•	•	J	J	A	S	O	•	•	•	•
Kartoffeln	•	•	•	J	J	A	S	O	•	•	•	•
Knollensellerie	•	•	•	J	J	A	S	O	N	•	•	•
Kohlrabi	•	•	M	J	J	A	S	O	N	•	•	•
Kopfsalat/Lollo rosso	•	•	M	J	J	A	S	O	•	•	•	•
Kresse	M	A	M	J	J	A	S					
Kürbis						•	S	O	N	•	•	•
Lauch	M	A							N	D	J	F
Löwenzahn	M	A	M									
Mangold	•	•	M	J	J	A	S	O	N	D	•	•
Meerrettich							S	O	N			

Legend:

- 🟩 Heimisches Gemüse (Saison in Deutschland)
- 🟡 Eingelagertes Gemüse (nicht frisch geerntet)
- ⚫ Importiertes Gemüse (nicht heimisch)

(Symbols in table: month letter = heimisch/grün, ○ = eingelagert/gelb, ● = importiert/dunkel)

	FRÜHJAHR (März–Mai)			SOMMER (Juni–August)			HERBST (September–November)			WINTER (Dezember–Februar)		
	M	A	M	J	J	A	S	O	N	D	J	F
Möhren	○	○	○	J	J	A	S	O	○	○	○	○
Pak-Choi	●	●	●	●	●	●	●	●	●	●	●	●
Paprika					J	A	S	O				
Pastinaken	M						S	O	N	D	J	F
Petersilienwurzel							S	O				
Pfifferlinge				J	J	A	S	O	N			
Radicchio	●	●	●	○	J	A	S	O		●	●	●
Radieschen	●	A	M	J	J	A	S	O	○	●	●	●
Rettich		●	M	J	J	A	S	O	N	●	●	●
Rote Bete	M	A	M	J	J	A	S	O	N	D	J	F
Rotkohl	○	○	○	J	J	A	S	O	N	D	J	F
Rucola	●	A	M	J	J	A	S	O	N	●	●	●
Sauerampfer		●	M	J	J	A						
Schwarzwurzel								O	N	D	○	○
Shiitake	●	●	●	●	●	●	●	●	●	○	●	●
Spinat	●	A	M	J	J	A	S	O	N		●	●
Spitzkohl		●	M	J	J	A	S	O	N			
Stangensellerie		●	●	J	J	A	S	O	N			
Steckrüben								O	N	○	○	○
Steinpilze				J	J	A	S	O				
Süßkartoffeln	●	●	●	●	●	●	●	●	●	●	●	●
Teltower Rübchen								O	N	D		
Tomaten				○	J	A						
Topinambur	M							O	N	D	J	F
Weißkohl/Wirsing	M	A	M	J	J	A	S	O	N	D	J	F
Zucchini				J	J	A	S	O				
Zwiebeln	○	○	○	○	J	A	S	O		○	○	○

Saisonkalender **Obst**

	FRÜHJAHR			SOMMER			HERBST			WINTER		
	(März–Mai)			(Juni–August)			(September–November)			(Dezember–Februar)		
	M	A	M	J	J	A	S	O	N	D	J	F
Ananas	•	•	•	•	•	•	•	•	•	•	•	•
Äpfel	•	•	•	•	•	A	S	O	N	•	•	•
Apfelbananen	•	•	•	•	•	•	•	•	•	•	•	•
Apfelsinen						•						
Aprikosen					J	A						
Bananen	•	•	•	•	•	•	•	•	•	•	•	•
Birnen	•	•	•	•	•	A	S	O	N	•	•	•
Brombeeren			•		J	A	S		•	•	•	•
Clementinen	•	•	•	•	•	•	•	•	•	•	•	•
Cranberrys							•	•	•	•		
Datteln						•						
Erdbeeren			M	J	J	•						
Granatäpfel							•	•	•	•		
Grapefruits	•	•	•	•	•	•	•	•	•	•	•	•
Guaven	•	•	•	•	•	•	•	•	•	•	•	•
Heidelbeeren		•	•	•	J	A	•			•	•	•
Himbeeren	•	•	•	J	J	A	S	•	•	•		
Holunderbeeren							S	O	•			
Honigmelonen		•	•	•	•	•	•	•	•	•	•	•
Johannisbeeren				J	J	A	•					
Kapstachelbeeren	•	•	•	•	•	•	•	•	•	•	•	•
Khaki	•	•	•	•	•	•	•	•	•	•	•	•
Kirschen				J	J	A	•	•				
Kiwis	•	•	•	•	•	•	•	•	•	•	•	•
Kumquats	•	•	•	•	•	•	•	•	•	•	•	•
Limetten	•	•	•	•	•	•	•	•	•	•	•	•

	FRÜHJAHR (März–Mai)			SOMMER (Juni–August)			HERBST (September–November)			WINTER (Dezember–Februar)		
	M	A	M	J	J	A	S	O	N	D	J	F
Litschis	●	●	●	●	●	●	●	●	●	●	●	●
Mandarinen	●	●	●	●	●	●	●	●	●	●	●	●
Mangos	●	●	●	●	●	●	●	●	●	●	●	●
Maracujas	●	●	●	●	●	●	●	●	●	●	●	●
Maronen	●											
Maulbeeren				●	●							
Mirabellen					●	**A**	●					
Nektarinen	●	●	●	●	**J**	**A**	**S**	●	●	●	●	●
Orangen	●	●	●	●	●	●	●	●	●	●	●	●
Pampelmusen	●	●	●	●	●	●	●	●	●	●	●	●
Papayas	●	●	●	●	●	●	●	●	●	●	●	●
Pfirsiche	●	●	●	●	**J**	**A**	**S**	●	●	●	●	●
Pflaumen	●	●	●	●	**J**	**A**	**S**	**O**	●	●	●	●
Preiselbeeren	●	●	●	●	**J**	**A**	**S**	●	●	●	●	●
Quitten	●							**O**	**N**	●	●	●
Rhabarber		**A**	**M**	**J**								
Satsumas	●	●	●	●	●	●	●	●	●	●	●	●
Sanddornbeeren							**S**	**O**	**N**			
Sharonfrucht	●	●	●	●	●	●	●	●	●	●	●	●
Stachelbeeren				**J**	**J**							
Sternfrüchte	●	●	●	●	●	●	●	●	●	●	●	●
Walnüsse	●	●	●	●	●	●	●	**O**	**N**	●	●	●
Wassermelonen	●	●	●	●	●	●	●	●	●	●	●	●
Weintrauben	●	●	●	●	●	**A**	**S**	**O**	●	●	●	●
Zitronen	●	●	●	●	●	●	●	●	●	●	●	●
Zwetschgen	●	●	●	●	**J**	**A**	**S**	**O**	●	●	●	●

Stichwortverzeichnis

Rezept- und Zutatenregister